DES GLAIRES,

DE LEURS CAUSES, DE LEURS EFFETS,

ET

DES INDICATIONS A REMPLIR POUR LES COMBATTRE.

DES GLAIRES,

DE LEURS CAUSES, DE LEURS EFFETS,

ET

DES INDICATIONS A REMPLIR POUR LES COMBATTRE,

AVEC LES RÉPONSES AUX QUESTIONS SUIVANTES :

Existe-t-il une humeur considérée comme cause de maladie à laquelle la dénomination de Glaires appartienne depuis long-temps ?
Cette humeur n'est-elle point identique avec celle que secrètent les glandes des membranes dites *muqueuses*, et n'est-elle pas, par cela même, utile aux fonctions de la vie ?

.... *Hæc volet sub luce videri,*
Judicis argutum quæ non formidat acumen.
Art poétique d'Hor.

SEPTIÈME ÉDITION,

Revue, corrigée et beaucoup augmentée.

PAR J.-L. DOUSSIN-DUBREUIL,

Docteur-Médecin, membre de la Société centrale et du Comité de Vaccine près son Excellence le Ministre de l'Intérieur ; de la Société de Médécine de Montpellier, de celle d'Encouragement pour l'industrie nationale, des Sociétés Académique des Sciences et Galvanique, de celle des Inventions et Découvertes, de l'Athénée des Arts, Associé-Correspondant de la Société d'Emulation d'Anvers, etc. etc.

A PARIS,

Chez BRIAND, Libraire, rue de Crébillon, la place de l'Odéon ;
Et chez l'AUTEUR, rue des Saint-Pères, N°. 17.

1813.

ERRATA.

Pages 6 et 12, au lieu de resserrer le cœur, *lisez* serrer le cœur.

Page 90, 12e. ligne, au lieu d'irrégulier, *lisez* régulier.

Page 100, le titre *Quinzième Observation* est nul.

Page 244, au lieu de décoction, *lisez* infusion.

Page 245, au lieu de mais j'observe que la décoction, *lisez* mais j'observe que l'infusion.

Page 274, 13e. ligne, au lieu de adénomingée, *lisez* adénoméningée.

INTRODUCTION.

Des observations attentives et nombreuses m'avoient donné depuis longtemps de fortes présomptions que la plupart des maladies chroniques provenoient des Glaires. Frappé de cette idée, je résolus de me livrer tout entier à l'examen de ce principe morbifique qui m'avoit paru beaucoup trop négligé ; je m'appliquai dès-lors sérieusement à en étudier l'origine et les effets ; je le suivis dans ses progrès insensibles, je l'observai dans son action sur les divers organes, et je parvins à reconnoître comment il pouvoit se compliquer avec d'autres vices des humeurs, et en aggraver les effets, ou détériorer *lui seul* l'harmonie intérieure.

Satisfait de mes recherches à cet égard, je ne crus pas devoir me borner à une connoissance stérile. Je m'occupai, avec tout l'intérêt que devoit m'inspirer un sujet aussi important , à découvrir les moyens propres à faire évacuer cette humeur avec succès.

Les expériences multipliées que j'ai faites depuis plus de vingt ans , ainsi qu'un grand nombre de Médecins et Chirurgiens , tant · nationaux qu'étrangers , qui ont correspondu avec moi , prouvent que toutes les fois qu'elle est susceptible d'une fluidité parfaite , on peut parvenir à en débarrasser les viscères , et à résoudre complétement les engorgemens quelquefois considérables qu'elle occasionne.

Des hommes, qui ne peuvent se flatter d'être de profonds physiologistes, prétendent que les glaires ne deviennent jamais la source d'aucun dérangement ; qu'elles sont de la même nature que la mucosité , humeur bien précieuse que secrètent les glandes de certaines membranes. Je combats ces opinions erronées , dont la dernière surtout est d'autant plus dangereuse, qu'elle peut faire traiter, avec les mêmes remèdes, des maladies qui appartiendroient à des causes tout-à-fait opposées.

Je dirai ce que j'entends par Glaires; j'indiquerai les causes qui donnent lieu à leur formation, et les signes qui leur appartiennent. Je tâcherai de prouver leur influence dans la plupart des maladies chroniques. J'essaierai d'expliquer leurs effets sur l'organisation physique en général, et sur le moral de ceux qui en sont le plus tourmentés. Je parlerai enfin des indications qui doivent le plus particulièrement fixer l'attention du Médecin pour dissiper les accidens plus ou moins graves produits par cette humeur.

Devant m'exprimer avec assez de clarté pour être entendu non - seulement des personnes déjà instruites, mais encore de celles qui n'auroient que de foibles notions sur l'organisation du corps humain, et les accidens multipliés qui en dérangent l'harmonie, j'éviterai, autant qu'il me sera possible, d'employer le langage d'ailleurs propre à la science, et d'en prodiguer les termes techniques (1) : par la même raison, je ne négligerai pas d'exposer des vérités qui ne sont point neuves dans cet art, lorsqu'elles me paroîtront nécessaires au développement et à l'intelligence d'autres vérités importantes que je crois avoir saisies, en observant avec attention la marche de la nature, et en analysant les meilleurs écrits sur l'art de guérir.

---

(1) quelques claires que soient les explications que je donnerai, je n'ose pourtant point me flatter que les personnes tout-à-fait étrangères à la Médecine, puissent se traiter elles-mêmes ; mais j'espère beaucoup que toutes y acquerront des notions suffisantes pour pouvoir donner une idée exacte de la nature de leur maladie aux Médecins qu'elles consulteront.

DES GLAIRES,

DE LEURS CAUSES, DE LEURS EFFETS,

ET

DES INDICATIONS A REMPLIR POUR LES COMBATTRE, etc.

ARTICLE PREMIER.

Des Glaires.

J'ENTENDS par glaires une humeur visqueuse, gluante et transparente, qui ne se détache et ne se vide qu'avec peine : cette humeur résulte soit de digestions mal faites , soit d'une portion plus ou moins considérable de la matière de la sueur ou de la trans-piration insensible , qui , ne pouvant s'é-chapper par les voies que lui a frayées la nature , est forcée de s'arrêter , soit dans le tissu de la peau , soit dans celui des organes qui l'avoisinent ou qui occupent le centre, y est coagulée par un principe acide avec le-quel elle a de l'affinité (1), et réduite en une

____

(1) Cet acide est démontré par l'odeur aigre qu'a la

I

gelée, plus ou moins épaisse, dont la couleur et la consistance varient suivant les tempéramens et les organes qu'elle affecte.

Les glaires sont ou blanches, ou d'un gris noir, ou cendré, et quelquefois d'un jaune plus ou moins pâle. Celles qui partent de l'estomac, et que plusieurs personnes vomissent tous les matins, sont plus liquides que celles qui viennent du poumon, et que l'on crache en flocons ou grumeaux. Les glaires que l'on rend dans les urines, et qui, après avoir surnagé un certain temps, vont s'attacher aux parois du vase, ou se précipitent au fond en forme de boue épaisse et gluante; celles qui s'échappent par la matrice, et qui, après avoir séjourné à l'extrémité des vaisseaux qui y aboutissent, forment ce qu'on appelle *fleurs blanches* (1);

---

transpiration des personnes qui ont beaucoup de glaires, toutes les fois qu'elle s'échappe abondamment, soit par la foiblesse de l'individu, soit par une crise bienfaisante de la nature. Un savant, à qui j'ai lu cet article, m'a assuré qu'il avoit été reconnu par le célèbre *Lavoisier*.

(1) Lorsque l'humeur glaireuse s'arrête dans la matrice (ce qui, comme je viens de le dire, donne naissance aux *fleurs blanches*), et que les personnes ne se

celles qui se trouvent dans la matière fécale
des personnes dont la constipation ou la

___

soignent pas, on doit appréhender plusieurs accidens;
car cette humeur déjà âcre par elle-même, le deve-
nant encore davantage par son séjour, agace les nerfs
qui s'y trouvent en grand nombre, et y établit un
point irritant qui augmente l'affluence de l'humeur glaireuse; ce qui, ajoutant à son humidité naturelle, occasionne, chez quelques femmes, des descentes de
matrice; chez d'autres, des excoriations qui dégénè-
rent souvent en ulcères, dont le caractère donne quelquefois des doutes; et chez presque toutes, des démangeaisons fatigantes. Les hommes sont également
sujets à des écoulemens glaireux, qui, comme je le
dirai par la suite, sont souvent pris pour vénériens.
J'observerai ici que c'est à tort qu'on a recours aux
demi-bains froids ou aux injections astringentes seules,
telles que les décoctions de grenades, l'eau composée
avec l'extrait de Saturne (*a*), ou autres du même genre;
ces médicamens qui pourroient, par leur action réper-
cussive, empêcher l'humeur d'aborder sur ces parties,
seroient moins nuisibles, si en même temps on avoit
soin de la détourner et de l'évacuer par les selles, par
un usage un peu long de purgatifs légers pris chaque
jour; mais elles renferment au contraire (pour me servir de l'expression vulgaire) le loup dans la bergerie,
lorsqu'on n'a pas rempli cette indication : aussi les
fleurs blanches en deviennent-elles plus opiniâtres, et

___

(*a*) *Eau de Goulard.*

1*

diarrhée dépendent de la foiblesse des intestins , présentent entre elles des différences remarquables (1).

---

les hommes conservent-ils long-temps, et souvent toute
leur vie, dans le canal de l'urètre , des embarras purement glaireux qui leur occasionnent des difficultés
d'uriner, et qui les obligent quelquefois , s'ils ne veulent pas finir dans les tourmens les plus cruels, à faire
le sacrifice d'une portion souvent considérable de la
partie malade.

(1) Si les glaires détruisent le ton par-tout où elles
se rencontrent, il n'est pas étonnant que les membranes
des intestins en étant imprégnées, ceux-ci ne puissent
se contracter suffisamment pour en expulser la matière
fécale tous les jours , comme dans l'état sain , et que ce
ne soit que lorsqu'elle est en quantité suffisante pour
former une masse capable de dilater le sphincter de
l'anus, qu'elle s'échappe presque toujours en diarrhée,
tous les trois ou quatre jours, et quelquefois plus : plusieurs personnes, persuadées alors que leur constipation reconnoît pour cause trop de chaleur, font un
usage abondant des antiphlogistiques, tels que la limonade, l'orgeat, les bouillons de veau, de poulet, etc.
ainsi que des lavemens émolliens; mais, loin d'aller
plus facilement à la garde-robe, elles augmentent la
constipation en délabrant l'estomac, et en augmentant
l'atonie des intestins.

ARTICLE II.

Causes les plus ordinaires des Glaires.

Plusieurs causes, soit physiques, soit morales, peuvent rendre les digestions imparfaites, ou s'opposer à la libre excrétion de la matière de la sueur ou de la transpiration insensible, et donner lieu à la formation des glaires. Mais, quelles qu'elles soient, elles agissent toutes ou en affoiblissant l'estomac, ou en s'opposant à la dilatation des pores et des conduits excréteurs (1). L'air trop épais et marécageux, l'eau qui ne circule point, celle qui tient en dissolution beaucoup de matière argileuse, ou d'autres d'une qualité également relâchante ; les boissons rafraîchissantes ou acides, telles que la bière blanche, le cidre, la limonade, etc., etc. ; les farineux, tels que les pois, les fèves, les haricots et autres végétaux de la même nature ; la trop grande application à l'étude, les excès dans les plaisirs et les affections de l'ame, propres à ralentir les

______

(1) Les personnes qui ont beaucoup de glaires ont en général les digestions difficiles et la peau sèche.

mouvemens du cœur, ou à resserrer cet organe (1), voilà les causes les plus ordinaires des glaires, dont les unes, comme je viens de le dire, agissent sur l'estomac, et les autres sur les pores et les conduits excréteurs.

Le tempérament et l'âge sont des dispositions particulières qui favorisent également la formation des glaires : aussi l'homme phlegmatique dans tous les temps de sa vie, et même le sanguin dans sa vieillesse, sont-ils plus tourmentés de cette humeur; ce qui fait que l'un et l'autre ont les nerfs plus sensibles et sont plus sujets aux catarrhes, aux rhumatismes, à la goutte, en un mot à toutes les maladies dépendantes d'une humeur glaireuse abondante. Mais si l'on observe que les maladies, dont la cause appartient à la nature du tempérament, sont bien moins meurtrières que celles qui

______

(1) Si quelqu'un, dit le baron de Corvisart, pouvoit nier de bonne foi, ou douter seulement des fatales influences physiques des passions sur le cœur, qu'il lui suffise de savoir qu'il se déchire dans un accès de colère, et cause la mort. (*Essai sur les maladies et les lésions organiques du cœur et des gros vaisseaux*, Introduction, page 5o).

dépendent d'une dégénérescence forcée, on ne sera point surpris que le sanguin et le phlegmatique surtout, qui, à raison de leur humidité naturelle, sont attaqués de ces maladies aux moindres altérations de l'air, soient plus tôt rétablis et souffrent beaucoup moins que le bilieux et le mélancolique, qui sont naturellement secs, et chez qui, par conséquent, l'humeur glaireuse étant moins susceptible de fluidité, ne se vide que très-difficilement.

On conçoit sans peine comment l'eau et l'air chargés de particules grossières, des substances froides, ou contenant une grande quantité de mucilages, peuvent fournir beaucoup d'humeur glaireuse, ou contribuer à sa formation; mais il n'est pas aussi facile de concevoir comment la trop grande application à l'étude, les peines vives de l'ame et les excès dans les plaisirs peuvent produire les mêmes effets. C'est ce que je je vais examiner dans les articles suivans.

ARTICLE III.

De la trop grande application à l'étude.

Toutes les fois que l'ame est vivement occupée, il y a *réunion de force* à l'endroit
où se passe le travail qui l'occupe ; on peut
même dire que tout se porte ou tend à se porter vers cet endroit. Quel qu'il soit, il peut
s'y établir un foyer d'irritation qui oblige
les fluides à y aborder de tous les points :
et cet abord n'a jamais lieu sans que les
parties les plus éloignées du foyer en souffrent ; de là leur foiblesse, et par conséquent la perte de leur faculté expultrice.
Que résulte-t-il, si le sujet exige une grande
contention d'esprit, et si l'occupation est
opiniâtre ? L'organe où se passe le travail,
et qui peut être fort souvent un des plus
essentiels à la vie, accablé par le poids quelquefois énorme d'une portion de la matière
de la transpiration insensible qu'entraînent
avec eux les fluides forcés de se porter vers
le point irrité, se démunit de sa force réactive, ne peut, par conséquent, donner à
cette humeur le dégré d'impulsion dont elle
a besoin pour reprendre son cours. Cette

portion d'humeur ne pouvant donc ni s'é-
chapper au dehors , ni rentrer dans le torrent de la circulation, se trouve condensée
par cet acide dont j'ai parlé, et réduite en une
gélée plus ou moins épaisse , connue sous
le nom de *glaires* : mais les choses n'ont pu
arriver à ce point sans que le reste de l'organisation ait eu également à souffrir ;
aussi la foiblesse devient générale, les pores
et les conduits excréteurs se resserrent, et
l'autre portion de la matière de la transpiration insensible , forcée de rétrograder,
est également réduite en gelée par le même
principe coagulant (1).

ARTICLE IV.

Des peines vives de l'ame.

Rien n'est plus propre à faire comprendre ce qui se passe dans l'ordre physique ,
toutes les fois que l'ame a des peines vives,
que ce que je viens de dire à l'égard de la
trop grande application à l'étude ; il est

---

(1) Cet état ne tarde pas à être suivi d'accidens
plus ou moins graves, du genre de ceux dont il sera
question dans le cours de cet Ouvrage.

certain qu'il s'établit également un foyer
d'iritation ; mais quelle différence dans sa
manière d'agir ! Dans le premier cas , l'ame
est sans inquiétude , et la force qui s'oppose à la dilatation du cœur (1) et des conduits excrétoires n'agit que lentement , tandis que dans le second cas , l'action du foyer
est prompte et l'affluence de la matière de
la transpiration vers ce foyer souvent telle ,
qu'en un clin-d'œil il se commet dans l'organisation des troubles souvent irrépara-

---

(1) « J'appellerai volontiers , dit encore le savant de
Corvisart, le cœur le grand ressort de la machine humaine ; car , qu'il suspende son action , il y a mort
apparente ; · qu'il la cesse tout-à-fait , il y a mort réelle
et soudaine. Qu'arrive-t-il de plus ou de moins dans
une machine ?

» Ainsi donc la vie générale et la vie individuelle de
chaque organe, de chaque partie , est dans la dépendance nécessaire de la vie et de l'action du cœur. Trou-
blez cette action , le trouble doit retentir par-tout dans
l'économie. Or, l'action manifeste du cœur est de donner l'impulsion principale au sang , c'est-à-dire, à la
source de toutes les humeurs , de toutes les secrétions ,
de toutes les excrétions, de toutes les réparations, de
la matière de la nutrition, etc. etc. » (*Essai sur les maladies et les lésions organiques du cœur*, Introduction,
page 51).

bles. Combien de fois , à la nouvelle d'un
événement fâcheux, n'a-t on pas vu l'humeur bilieuse s'épancher presque subitement dans les liqueurs , et leur donner sa couleur, ainsi qu'à la peau (1) ; la matière menstruelle refluer et se déposer sur les principaux organes de la vie (2) ; le flux hémorroïdal et l'humeur goutteuse occasionner les mêmes accidens (3) ; les cheveux se blanchir, ou tomber dans une nuit, etc. , etc. ! Je n'entreprendrai point de développer tous les effets des causes morales dans les différentes maladies ; long-temps cet état fut compté pour rien, même par des savans célèbres dans l'art de guérir, qui ne voyoient de dangers que dans les émotions brusques et inattendues ; les ravages secrets des affections de l'ame ; des chagrins vifs et concentrés devenoient rarement le sujet de leurs méditations. Mais la philosophie s'est enfin liée à cet art , elle a épié l'action lente et successive, les progrès plus ou moins ra-

---

(1) Jaunisse.

(2) Suppression des règles avec étouffement.

(3) Ce dernier accident est connu sous le nom de
goutte remontée.

pides des causes morales dans l'altération des organes et dans la dépravation des fluides ; dès lors il a été possible de faire des observations bien précieuses ; et dans ce nouveau champ ouvert aux recherches des vrais amis de l'humanité, si quelque chose afflige l'observateur le plus sûr de ses données, c'est la difficulté qu'il trouve à prévenir ou arrêter les désordres de l'ame, afin de réparer les désordres physiques ; aussi cet obstacle rend-il sa tâche plus pénible, et les effets des médicamens qu'il conseille sont-ils ou plus lents, ou n'agissent-ils aucunement à l'avantage de ceux qu'il traite. Je ne saurois donc trop recommander à ceux qui veulent obtenir des remèdes dont ils font usage, le succès qu'ils en espèrent, d'éloigner le plus possible toute idée propre à resserrer le cœur ; car la cause du mal subsistant toujours, leurs effets ne seroient que momentanés, s'ils ne sont pas le plus souvent tout-à-fait nuls.

ARTICLE V.

Excès dans les plaisirs.

Pour être un peu plus méthodique, j'aurois peut-être dû placer les excès dans les
plaisirs au rang des causes physiques : mais
tout est-il physique dans ce genre d'excès ;
le moral n'y entre-t-il pas pour beaucoup ?
J'ai dit que la trop grande application à
l'étude, ou les peines vives de l'ame occa-
sionnoient un foyer d'irritation qui absor-
boit la matière de la transpiration insensible, et la faisoit refluer à l'intérieur, en
resserrant les conduits par lesquels elle tend
naturellement à s'échapper ; les excès dans
les plaisirs ne sont pas moins susceptibles
de produire le même résultat , quoiqu'au
premier apperçu leurs effets semblent tout-
à-fait opposés : car si parmi les différens
genres de plaisirs auxquels l'homme se livre
avec un abandon indiscret, au détriment
des forces de la nature , et de cette alter-
native si sage du repos et de l'activité qui
entretient le jeu des ressorts , l'équilibre
des humeurs et l'harmonie dans les opérations compliquées du mécanisme du corps

humain, je choisis pour exemple celui de l'amour (et c'est le seul qui soit le plus propre à me faire comprendre), l'idée de déperdition non seulement d'une substance essentielle, mais d'une évaporation considérable de la matière de la transpiration insensible, s'offre d'abord à la pensée, et cette hypothèse est réellement contradictoire avec ce que j'ai dit des effets de l'application à l'étude ou des peines de l'ame; mais il n'en est pas moins vrai, qu'en dernière analyse, le résultat est le même. Dans l'application à l'étude et les peines de l'ame, l'effet se trouve immédiat; dans le second cas, il n'a lieu que par réaction. Je m'explique:

Si dans l'application à l'étude et les peines de l'ame, la transpiration insensible est attirée vers l'intérieur, dans les excès des plaisirs, la force qui l'expulse en dehors éprouve une action exagérée qui fatigue les organes et dérange tellement les ressorts, que les pores et les conduits excréteurs, obligés de s'affaisser et de se fermer presqu'aussitôt, ne permettent plus l'excrétion de cette humeur: elle est donc forcée de rétrograder; elle n'affecte à la vérité aucun organe de préférence, ainsi qu'il arrive dans les deux premiers cas; mais comme elle reflue dans le sang avec lequel elle ne peut s'identifier , et que ce fluide fait continuellement des efforts pour s'en débarrasser , il en dépose le plus qu'il lui est possible sur ceux des organes qui, par leur structure , sont les plus propres à la recevoir et à favoriser sa congélation , tels que la membrane pituitaire , les cellules bronchiales, l'orifice supérieur de l'estomac, le foie , les reins , les membranes des intestins , les glandes du mésentère et les articulations ; aussi presque tous ceux qui ont commis des excès avec les femmes , ou qui ont eu recours à ces moyens inventés par le vice et désavoués par la nature (1) , sont-ils sujets , ainsi que l'homme trop studieux ou trop sensible , aux enchiffremens, aux rhumes de poitrine , à la cardialgie (2) aux épanchemens bilieux , aux coliques néphrétiques et du bas-ventre , à la goutte ; en un mot à

____

(1) La masturbation.

(2) Douleur à la fosse de l'estomac , souvent accompagnée de chaleur et de dérangement dans les digestions.

toutes les maladies qui dépendent des empâtemens glaireux, et d'un sang qui péche par trop de viscosité.

ARTICLE VI.

Signes des Glaires.

Les signes qui indiquent la présence des glaires sont les suivans : la peau sèche et dure au toucher (1) ; le teint et les lèvres

---

(1) Ces signes se rencontrent également dans les maladies aiguës, mais, avec cette différence, qu'ils n'existent que pendant leur durée, qui n'est pas de plus de quarante jours. Ainsi, si, après ce temps, la matière de la transpiration insensible ne vient plus humecter la peau, et lui enlever son aridité, c'est une preuve qu'elle est retenue, au centre, par un principe tout-à-fait opposé à celui qui l'y avoit attirée, et qui détermine une maladie du genre chronique, d'autant plus difficile à détruire, qu'elle n'est qu'une conséquence de la foiblesse de la nature. Je crois devoir observer que cette foiblesse est presque toujours occasionnée par l'usage immodéré des boissons rafraîchissantes ; ce qui est alors de la faute de ceux qui, n'ayant égard ni aux forces de l'estomac, ni au période de la maladie, ni au tempérament, ni à l'âge, ni à la nature de l'humeur morbifique, ne voient jamais qu'incendie dans les liqueurs, et trop de ton dans les so-

páles ou d'un jaune plus ou moins foncé (1) ; la bouche presque toujours fade et pâteuse; l'haleine aigre , la respiration gênée, la voix enrouée , des palpitations de cœur , des étouffemens, un sentiment douloureux au creux de l'estomac, des digestions lentes et pénibles , et quelquefois accompagnées de coliques qui ne paroissent se calmer que lorsqu'on a rendu beaucoup de vents par en bas , et quelquefois par en haut ; des urines chargées d'un nuage blanc et épais, et qui à la suite des maux de reins, entraînent avec elles des sables ou graviers (2) ;

---

lides. Il ne faut cependant pas toujours en vouloir à l'homme de l'art , qui a souvent tout prévu, mais bien au peu de raison des malades , qui, malgré les re-commandations, ne suivent pas scrupuleusemeut le ré-gïme qu'on leur prescrit.

(1) Ces symptômes, qui annoncent un grand désordre dans les organes destinés à séparer l'humeur bilieuse du sang, ne se rencontrent guères que chez ceux qui ont eu de grandes frayeurs, ou des chagrins très-vifs.

(2) Ce sont les glaires qui , dans les reins , arrêtent les particules terreuses des alimens, les unissent étroi-tement, et en forment peu à peu une masse quelquefois lisse, et quelquefois inégale, plus ou moins volumi-neuse, qui nécessite presque toujours l'opération de

 Des Glaires, de leurs causes,

des douleurs aux articulations et quelquefois au milieu des os (1); une pesanteur presque continuelle dans la marche, un écoulement d'humeurs épaisses, tantôt blanches, tantôt d'un jaune tirant sur le vert, connues chez les personnes du sexe sous le nom de *fleurs blanches*, et chez les hommes sous celui de *gonorrhée bénigne*, ou sans virus (2); une toux fatigante et qui

---

chirurgie, connue sous le nom de *Lithotomie*, ou *opération de la pierre*.

(1) Ces douleurs sont souvent attribuées à l'action du virus vénérien : erreur bien funeste, lorsqu'elle est adoptée par des partisans du mercure.

(2) Il est impossible de distinguer la gonorrhée bénigne ou sans virus vénérien, de celle qui est maligne et par conséquent avec virus, parce que l'une et l'autre peuvent offrir les mêmes symptômes, c'est-à-dire, la tension et la courbure de la verge, les cuissons en urinant, une rougeur plus ou moins vive au bout du gland, et que la matière peut être également jaune et verte ; aussi n'est-il pas rare de rencontrer des victimes de la méprise que commettent ceux qui ne savent pas que cet accident, de même que celui qu'on est convenu de nommer fleurs blanches chez les personnes du sexe, peut être occasionné par des chagrins vifs, un usage immodéré de la bière blanche, et, comme je l'ai déjà dit, par celui de la masturbation. J'ai connu un homme

ne se termine que par l'expectoration de matières épaisses et collantes, dont la couleur est souvent d'un blanc jaune ou d'un gris cendré ; des soulèvemens d'estomac , suivis de vomissemens d'humeurs gluantes qui ont la transparence de l'eau (1) ; une

---

qui , toutes les fois qu'il éprouvoit des chagrins un peu vifs , avoit un écoulement qui parcouroit toutes les périodes de la gonorrhée maligne : la matière étoit tantôt jaune, tantôt verte; on lui avoit administré deux fois le mercure , qui , comme cela devoit être , avoit entièrement délabré son tempérament : ses nerfs surtout étoient dans un état pitoyable ; il avoit seize ans lorsqu'il fut contraint de subir le premier traitement ; ses parens l'y forcèrent : l'homme de l'art qui le soignoit, et que je n'accuserai que d'ignorance, les avoit tellement abusés sur la cause du mal, que la gonorrhée ayant résisté à ce premier traitement , ceux-ci exigèrent de leur fils qu'il se soumît à un second. Il y a tout lieu de croire qu'il conservera cette indisposition jusqu'à la mort.

Si les personnes sujettes aux fleurs blanches s'observent , elles doivent s'apercevoir que cet écoulement est bien plus considérable lorsque le moral est affecté. L'importance de ce sujet m'a déterminé à en faire un traité particulier, qui se trouve chez les mêmes libraires que celui-ci.

(1) C'est ce qu'on nomme *phlegmes :* quelques-uns disent *pituite.*

extrême sensibilité au froid , une grande facilité à s'enrhumer. Voilà les signes non équivoques de la présence des glaires, dont une partie circulant avec le sang et les autres liqueurs , ralentit leur cours en les rendant plus denses ; et l'autre , en se fixant sur les principaux organes de la vie , les prive de la faculté de remplir leurs fonctions respectives , et devient la cause d'une foule de maladies connues sous différens noms.

ARTICLE VII.

Action des Glaires sur les nerfs.

Les glaires agissent sur les nerfs , ou en s'opposant à la circulation parfaite du fluide nerveux, ou en agaçant et tiraillant les fibres qui les composent (1) ; ce qui occasionne chez les uns des attaques de paralysie, et chez les autres des mouvemens involontaires , avec ou sans douleur , connus sous le

------

(1) C'est, comme je l'ai dit , à l'acide qui condense la matière de la transpiration , qu'on doit attribuer l'agacement et le tiraillement des fibres nerveuses ; mais cet effet est souvent augmenté par des vers qui prennent naissance dans la sabure glaireuse.

nom de *spasme* ou *convulsion :* aussi les personnes sujettes à la paralysie, aux rhumatismes, à la goutte, aux crampes, aux maux de reins et autres affections nerveuses, ont-elles beaucoup de glaires, sans se douter que cette humeur soit la cause de leur maladie.

ARTICLE VIII.

Effets des Glaires sur le moral.

Les personnes qui ont beaucoup de glaires, sont, en général, tristes et d'une sensibilité extrême : le moindre événement les affecte; elles n'ont point de stabilité dans leurs décisions, leurs idées sont incohérentes : sans cesse occupées des maux qu'elles souffrent, elles sont incapables d'opérations difficiles; elles ne trouvent rien qui les recrée, elles n'ont ni le courage, ni même le desir de tirer parti de mille situations heureuses : la solitude est pour elles un besoin, la nonchalance un penchant qu'elles ne peuvent vaincre, et le mouvement un supplice.

ARTICLE IX.

De l'évacuation des Glaires.

Les glaires ne s'évacuent pas avec la même facilité chez tous les sujets, et cela dépend du plus ou du moins de densité qu'elles ont. On conçoit facilement que plus un corps est épais, plus le dissolvant a de peine à séparer ses molécules et à lui donner de la fluidité. Le tempérament, comme je l'ai déjà dit, est une des causes de ce plus ou moins de densité, qui dépend également du lieu que les glaires occupent; ainsi, par exemple, celles qui engorgent les articulations et qui donnent naissance à la maladie qu'on nomme *goutte* (1), sont bien plus difficiles à évacuer que celles qui empâtent l'estomac et les intestins; les glaires qui engorgent le foie présentent également des difficultés, sur-tout si la cause qui a donné lieu à leur formation,

---

(1) J'invite ceux qui pourroient douter de la vérité de cette assertion, à observer les goutteux, et ils verront que la plupart transpirent peu, que leur estomac est presque toujours mauvais, et que tous ont beaucoup de glaires.

ou qui les a, si j'ose le dire, attirées sur cet organe (1), a été vive et soutenue, comme il arrive dans les maladies qui résultent d'un chagrin violent.

Je me suis convaincu que pour évacuer cette humeur, il falloit nécessairement lui opposer des purgatifs; que sans leur secours, il étoit impossible d'en débarrasser les organes et sur-tout l'estomac, qui en contient un volume souvent tel, que les malades en seroient suffoqués, s'ils ne pouvoient la vomir. Je sais que je me trouve en contradiction avec quelques personnes qui craignent d'irriter les nerfs; ce raisonnement erroné que je combats aujourd'hui avec des armes bien victorieuses, celles de l'expérience, ne peut venir que de ce qu'on n'a point assez

---

(1) S'il m'étoit permis d'indiquer l'organe qui a le plus à souffrir, toutes les fois que l'ame a des peines vives, je désignerois le foie; je m'y croirois autorisé par la structure de cet organe, par la quantité considérable de rameaux nerveux qui s'y rencontrent, par les douleurs souvent vives qu'on éprouve à la région qu'il occupe; par les empâtemens glaireux que l'on y découvre chez les personnes mortes de chagrin, enfin par la nécessité où se trouve la bile de refluer dans le sang. .

étudié et les causes et la nature de l'humeur glaireuse, et que toutes les tentatives faites jusqu'ici pour l'évacuer ont été infructueuses, qu'elles ont même présenté beaucoup d'inconvéniens ; les plus remarquables sont ceux qui résultent presque toujours de l'emploi des drastiques ou purgatifs forts et des minoratifs ou purgatifs doux employés seuls. Les premiers ne bornent point leur action à l'humeur glaireuse, par le grand feu qu'ils occasionnent et leur qualité presque corrosive, ils donnent beaucoup trop de ton aux solides, et nuisent à l'estomac et aux intestins, en leur enlevant avec cette humeur la lymphe destinée à les préserver de l'impulsion trop vive des substances dont l'élaboration leur est confiée (1) ; les seconds, ne contenant rien de propre à soutenir le

---

(1) La mucosité, humeur bien essentielle, dont j'ai déjà parlé, trop souvent confondue avec la glaire, qui, comme je le dirai dans la suite, ne peut jamais exsuder assez abondamment des membranes qui la secrètent pour former cette masse énorme de matière plus ou moins épaisse que plusieurs personnes vomissent presque tous les jours, ou rendent par le bas pendant des années entières, ou qui s'écoule avec les urines dans les affections catharrales de la vessie.

ton des solides (point essentiel), ne peuvent être continués long-temps, ce qui souvent est très-nécessaire ; néanmoins c'est dans cette dernière classe que doivent être pris ceux qui sont propres à évacuer les glaires (1); mais il est nécessaire d'unir ces purgatifs aux toniques qu'il convient de choisir parmi les végétaux légèrement aromatiques et ceux légèrement amers.

C'est en adoptant cette méthode qu'on attaquera avec avantage l'humeur glaireuse, qu'on réussira à séparer ses molécules, à la rendre assez fluide, pour qu'une portion puisse être évacuée par les selles (2), et l'autre s'échapper par les pores, et que loin d'irriter les nerfs, on les fortifiera au contraire, qu'on ranimera le principe de la vie, et qu'on pourra continuer de se traiter un temps proporionné à la gravité des accidens.

Je vais appuyer ma théorie de quelques

----

(1) On ne devroit pas plus dire les glaires que les biles ; mais, en cela je suis l'usage reçu par tous ceux qui ont eu occasion d'employer le mot glaire.

(2) Une ou deux selles par jour suffisent ; un plus grand nombre pourroit fatiguer le malade, et même nuire à son rétablissement.

observations qui présentent en même temps
des particularités propres à intéresser les
personnes qui auroient à se plaindre de l'humeur glaireuse : ces observations doivent
d'ailleurs contribuer à résoudre une question d'une importance très-majeure.

ARTICLE X.

Première observation.

M. F....., négociant à Langres, âgé de
quarante-deux ans, étoit né avec un tempérament robuste qu'il conserva jusqu'à
vingt-deux ans, époque de son mariage ; il
avoit alors beaucoup d'embonpoint.

Dans la première année de son établissement, son tempérament changea ; cet embonpoint, ses forces et de très-belles couleurs se dissipèrent ; il devint même extrêmement maigre, et vécut dans cet état jusqu'au mois de septembre 1794, qu'il me
consulta ; il y avoit donc déjà vingt ans
qu'il étoit valétudinaire. Voici ce qu'il me
marquoit le 27 octobre suivant, environ
un an après.

« Depuis vingt ans, j'ai été presque con-
» tinuellement incommodé, non pas de vio-

» lentes douleurs à l'estomac, mais d'une
» foiblesse continuelle à cet organe, avec
» une impuissance de digérer, obligé de
» m'observer comme un vieillard sur le
» choix des alimens que je prenois, me pur-
» geant fréquemment sans en être soulagé.
» Les secousses révolutionnaires dont j'ai eu
» ma part, avoient achevé de ruiner ma
» malheureuse santé ; mon tempérament
» étoit totalement appauvri ; et lorsque je
» me décidai à suivre les conseils que vous
» donnez aux personnes attaquées de glaires,
» je ne pouvois plus digérer que des liqui-
» des, encore c'étoit cinq ou six heures
» après les avoir pris, et j'en sentois la di-
» gestion toujours douloureuse ; mes forces
» étoient épuisées, je ne pouvois rester de-
» bout trois minutes, sans éprouver à l'es-
» tomac des tiraillemens, une pesanteur
» qui m'abattoit, des vents en quantité pro-
» digieuse que je ne rendois jamais que par
» le haut, mais après de longues coliques
» légèrement douloureuses ; assez fréquem-
» ment je montois à cheval pour de très-
» petits voyages ; mais aussitôt un mal de
» cœur me saisissoit, et après un soulève-
» ment d'estomac qui me faisoit jeter un

» quart de verre d'une humeur extrême-
» ment limpide : j'étois soulagé par-là ;
» mais à chaque demi-heure, il falloit re-
» commencer.

» L'inquiétude que me donnoit ma situa-
» tion ne faisoit que l'empirer : chargé de
» famille et d'entreprises considérables, je
» marchois à ma destruction, et j'étois prêt
» à y arriver à l'âge où l'homme sent toute
» son existence ; j'avois pour dernière res-
» source usé des eaux minérales de Bour-
» bonne, sans en être soulagé ; mon méde-
» cin me pressoit d'aller les prendre sur les
» lieux, espérant que le bain et l'avantage
» de la saison me seroient favorables : j'ai
» heureusement résisté ; je ne me sentois
» pas de confiance en ce remède, qu'on
» m'assuroit être le seul qui me convînt ;
» je reconnus à mon état tous les indices
» d'une abondance de glaires, d'après les
» symptômes décrits dans votre Ouvrage ; il
» ne me restoit qu'à constater l'efficacité des
» moyens que vous conseillez en pareil cas
» pour combattre l'humeur glaireuse : le
» premier jour j'eus quatre évacuations
» abondantes ; jugez combien j'étois foible !
» le second jour, je fus assailli par un desir

» ardent de dormir qui ne fit qu'augmenter
» jusqu'au soir ; je dormis beaucoup, et
» évacuai encore deux ou trois fois ce jour-là,
» comme le premier jour, des matières glai-
» reuses, visqueuses et gluantes ; mes urines
» étoient très-colorées ; je me sentis déjà un
» peu plus fort ; mais ce grand sommeil (1)
» me donnoit quelques soucis ; cela ne n'em-
» pêcha pas de continuer mon traitement : le
» troisième jour, je dormis encore davan-
» tage ; et dès ce jour mes forces furent sen-
» siblement augmentées ; j'éprouvois déjà
» quelques-uns de ces chatouillemens agréa-
» bles que donne à l'estomac une bonne di-
» gestion. Les jours suivans je diminuai la
» dose des médicamens ; je trouvois incom-
» mode d'en prendre une heure avant dîner,
» n'étant pas assez éloigné du déjeûner, et
» encore davantage une heure avant sou-
» per, parce que cela m'empêchoit de pren-
» dre quelque chose dont je sentois le desir
» et le besoin.

» J'ai continué ainsi pendant vingt jours,
» allant toujours de mieux en mieux. Obligé

______

(1) L'original porte *cette insomnie*, ce qui est une
inadvertance de diction.

» de faire un voyage de huit jours, j'ai sus-
» pendu tous ces remèdes, me promettant
» bien de les reprendre au retour; mais
» rendu chez moi, j'étois si bien portant
» que je pouvois me dispenser d'y recourir.
» Je jouis maintenant de la meilleure santé;
» mes forces sont revenues; cependant je
» vais reprendre encore quelques jours le
» même régime pour achever de détruire
» certain reste d'humeur glaireuse et éviter
» des rechutes. »

Je ne doute nullement, d'après les détails
dans lesquels vient d'entrer M. F....., qu'il
n'ait préféré conserver sa mauvaise santé à
continuer d'évacuer chez lui, l'humeur glaireuse, qui seule occasionnoit tous les maux
dont il se plaignoit depuis long-temps, s'il
eût été autant effrayé de la grande foiblesse
qu'occasionnèrent les évacuations, qu'il le
fut du desir presqu'insurmontable de dormir; desir qui étoit subordonné au besoin
où se trouvoit la nature de se réparer au
plus vîte.

M. F.... s'est fait, quelque temps après
un plaisir de venir me témoigner de vive
voix sa satisfaction.

Dans le courant de 1811 dernier, j'ai

appris d'un de ses amis , qui est venu me voir, qu'il continuoit de se bien porter ; mais que par précaution il avoit encore recours de temps à autre aux mêmes remèdes , et qu'il observoit continuellement le régime que je lui avois prescrit.

Seconde Observation.

Une femme employée avec son mari auprès d'un des chefs de l'hôtel des Douanes de Bordeaux , me consulta , au mois d'août 1789 , pour une perte rouge qui la tourmentoit depuis dix - huit mois ; le mal sembloit s'être irrité par tous les remèdes qu'on lui avoit opposés jusqu'alors : la paleur extrême de son teint , la sécheresse de sa peau , l'abattement de ses forces , la croûte muqueuse qui recouvroit la matière de ses selles , le sédiment blanchâtre et visqueux dont ses urines étoient chargées , la difficulté avec laquelle les fonctions de l'estomac s'exécutoient , tout annonçoit le caractère glaireux ; je présumai donc qu'une humeur de la même nature, devenue corrosive par son séjour , rongeoit les membranes des vaisseaux qui fournissent du sang aux organes de la génération, d'où je conclus qu'il falloit procurer l'évacuation de cette humeur, empêcher qu'elle ne se reproduisît, et réparer le ton des vaisseaux utérins affoiblis ou déchirés. Je devois donc avoir recours aux évacuans et aux toniques ; j'y préparai la malade par une boisson appropriée ; son traitement dura six semaines; pendant lesquelles elle évacua beaucoup d'humeur glaireuse, et les forces devinrent meilleures : elle rendit, pendant les douze à quinze premiers jours, par la matrice, une quantité considérable de caillots de sang noir et visqueux, dont plusieurs étoient de la grosseur d'un œuf. Je fus obligé de quitter la malade pour venir à Paris ; mais un mois et demi après on me manda que sa perte étoit totalement disparue, que son appétit renaissoit, que son estomac remplissoit ses fonctions, que son teint se coloroit, que sa santé se consolidoit de plus en plus, qu'enfin on n'avoit plus à craindre le retour de son ancienne incommodité.

Troisième Observation.

Madame L......., rue Copeau, faubourg Saint-Marcel, vint me consulter, au mois de janvier 1792, pour une maladie chronique qui la tourmentoit depuis long-temps. Parmi les accidens qu'occasionnoit l'humeur glaireuse, il s'en présentoit certains bien capables d'alarmer, et de faire désespérer de sa guérison ; sa figure étoit bouffie et d'un jaune pâle, ses yeux ternes et livides, son nez extrêmement gros et plein de mal, son haleine étoit d'une fétidité peu supportable, l'arrière-bouche, à la voûte du palais, présentoit un ulcère ovale d'un pouce de diamètre, et dont les bords extrêmement durs étoient épais de quatre lignes. La malade éprouvoit un mal-aise général : tout annonçoit la dissolution prochaine des humeurs, et elle étoit d'autant plus à craindre, que l'ulcère s'opposant à la déglutition de matières solides, elle ne pouvoit prendre une nourriture proportionnée aux besoins de la nature ; je pensai qu'il falloit se hâter d'évacuer l'humeur glaireuse dont l'estomac étoit si chargé, qu'il ne pouvoit plus digérer les alimens les plus légers ; ces évacuations, que j'entretins pendant près de deux mois, produisirent le meilleur effet.

Tous les accidens dont je viens de parler n'existoient plus, excepté l'ulcère dont les chairs étoient belles, mais qui fut encore un mois et demi à se cicatriser. La malade continue de jouir depuis ce temps d'une excellente santé.

Quatrième Observation.

Je fus consulté, le 19 juillet 1798, pour madame R....., de Villerupt, près Longwy, département de la Moselle. Cette femme, suivant le mémoire qui me fut adressé par son époux, maître de forges de cette ville, étoit âgée de près de cinquante ans; elle avoit perdu, quinze ans auparavant, un fils et une sœur qu'elle adoroit : cet événement l'affecta tellement que ses cheveux devinrent gris en vingt-quatre heures; l'estomac est l'organe qui a le plus souffert des suites de l'impression qu'a faite sur elle cette nouvelle inattendue; dès lors les digestions ont été lentes, pénibles et douloureuses, ses selles très-rares; elle ne pouvoit même s'en procurer que par le secours de lavemens; peu de sommeil, des tournoiemens de tête fréquens, des enflures douloureuses aux articulations. L'humeur glaireuse à laquelle on a cru devoir attribuer ces accidens étoit, depuis cette malheureuse époque, devenue chez elle si abondante, qu'elle étoit forcée d'en rejeter tous les jours par la bouche, le matin surtout; sa peau étoit constamment sèche; elle avoit pris des purgatifs qui la soulageoient pour peu de temps; les mêmes accidens reparoissoient, et le mal sembloit même empirer, lorsque M. A.... se procura cet Ouvrage, qu'il lut, dit il, avec attention, et qui le détermina à attaquer l'humeur glaireuse, d'après les principes qui y sont exposés. Elle n'obtint d'abord aucune évacuation, mais elle en eut bientôt d'abondantes, qui se répétèrent deux fois chaque jour pendant cinq semaines; les coliques qui les précédoient étoient légères; la matière de ces évacuations ressembloit à de la râclure de boyaux (1) : ce sont ses propres expressions.

De cette nouvelle manière de se traiter, il résulta que son estomac parut reprendre du ton, que l'appétit revint et que les digestions ne furent plus douloureuses, mais seulement un peu lentes; l'insomnie disparut, la peau fut moins sèche; enfin sa situation s'améliora sensiblement; néanmoins il lui

---

(1) L'humeur glaireuse ressemble en effet quelquefois à de la raclure de boyaux; elle a alors beaucoup de ressemblance avec celle qu'on enlève des boyaux dont les charcutiers tirent parti pour leur commerce.

restoit encore un engorgement douloureux aux articulations, qui lui faisoit craindre la formation de quelques nodosités.

Cette observation caractérise parfaitement les effets des peines vives de l'ame ; et l'on ne peut s'empêcher d'admettre le retour de la transpiration insensible à l'intérieur, comme cause immédiate de tous les accidens dont se plaignoit madame R. . . . . ; le dérangement de ses digestions, la constipation habituelle, les vertiges fréquens, l'enflure douloureuse des articulations, l'humeur glaireuse devenue abondante, tandis que la peau étoit sèche, sont autant de symptômes qui l'attestent ; aussi la malade n'a-t-elle commencé à éprouver du mieux qu'en faisant usage des remèdes propres à restituer à son estomac le ton qu'il avoit perdu, et à évacuer par les selles l'humeur glaireuse qui auroit présenté trop de difficulté à l'être par toute autre voie.

Ce mieux continua jusqu'aux environs d'avril 1801 , que son mari m'apprit qu'elle venoit d'être encore très-incommodée d'un flux de ventre glaireux et sanguinolent, qui l'avoit réduite à une foiblesse extrême ; d'un rhume douloureux et incommode, d'une toux souvent suivie de vomissemens considérables de matières glaireuses.

C'étoit le cas de revenir aux remèdes qui l'avoient soulagée huit mois auparavant ; mais comme j'avois marqué de n'y recourir que lorsque je le jugerois nécessaire, et que je me trouvois fort éloigné de la malade, on abandonna à ses propres forces la nature qui fut parfaitement secondée par une fièvre dont les accès se repétèrent plusieurs jours de suite : c'est au travail· de cette fièvre que j'attribue l'heureuse issue de cette maladie ; j'eus la satisfaction d'apprendre, un mois après, que tous les accidens avoient disparu, que l'appétit revenoit, et qu'il ne restoit plus à la malade qu'un peu d'enrouement. Le 4 juin 1811, son mari m'écrivit qu'elle n'avoit cessé de jouir d'une santé satisfaisante, et que pour la conserver, elle avoit de temps à autre recours aux remèdes que je lui avois conseillés avec un succès si marqué.

Cinquième Observation.

J'ai dit, dans mon Traité de la gonorrhée bénigne et des fleurs blanches, que les maladies chroniques étoient plus multipliées que jamais ; cette vérité n'est que trop démontrée par l'expérience ; ces maladies dépendent presque toutes du défaut d'excrétion de la transpiration insensible ; mais toutes n'ont pas le même foyer, l'humeur morbifique ne s'établit pas chez tous les sujets sur les mêmes parties ; dix individus, également doués d'une très-grande sensibilité sont exposés aux mêmes contrariétés ; l'ame de tous est aussi péniblement affectée ; et malgré les efforts que fait la nature pour s'opposer aux ravages qu'occasionne dans l'ordre physique l'influence que les passions y exercent, chez tous la transpiration cesse d'avoir lieu dans les proportions nécessaires ; elle rétrograde, elle embarrasse le sang qui, si je puis m'exprimer ainsi, n'est point le maître de lui donner une direction salutaire : chez l'un elle se porte à la tête où elle occasionne des vertiges et des douleurs importunes ; chez l'autre, à la poitrine, et bientôt après il éprouve des suffocations ; chez celui-ci au foie, et aussitôt la bile s'épanche et jaunit la peau ; chez celui-là, elle se jette sur le rectum, remplit les vaisseaux qui s'y distribuent, y établit un point irritant ; de là, les hémorroïdes, ainsi que j'aurai occasion de le dire dans un article particulier ; chez les autres, l'humeur se place sur les articulations où des douleurs pongitives ou lancinantes se font ressentir ; chez d'autres enfin, elle affecte le diaphragme, l'estomac, les intestins, les glandes mézaraïques ; et des crispations avec des étouffemens, des digestions lentes et pénibles, des coliques plus ou moins violentes en sont le triste résultat. C'est de ces derniers accidens dont se plaignit, il y a quinze ans, M. M....., habitant de Vandœuvre : cet homme ne pouvoit prendre aucun repos ; toute place lui étoit incommode ; il éprouvoit tour à tour les douleurs les plus vives dans l'estomac et dans les intestins, et des étouffemens considérables ; les douleurs étoient quelquefois telles, qu'il étoit forcé de se rouler pendant plusieurs heures de suite. Ce moyen lui sembloit le seul propre à adoucir son mal, il ne digéroit qu'avec la plus grande peine. Comme M. M..... n'éprouvoit tous ces accidens que depuis le moment où il avoit eu des chagrins très-vifs, et que sa peau étoit constamment sèche, je ne pus les attribuer qu'à l'humeur glai-

reuse qui d'ailleurs étoit chez lui très abondante : aussi, après avoir peu à peu évacué
cette humeur par les selles, sa santé s'est
rétablie, et s'est soutenue jusqu'au mois
d'août 1805, qu'il a éprouvé de nouveaux
accidens semblables aux premiers ; je conseillai alors à son médecin de recourir aux
mélanges des purgatifs et des toniques
dont il obtint les mêmes effets que la première fois.

Sixième Observation.

De toutes les observations qui m'ont paru
propres à confirmer ce que j'ai dit des effets
de l'humeur glaireuse, il n'en est point où
ils soient plus caractérisés que dans la
suivante : elle est bien longue, mais elle
renferme des détails qui pourront intéresser
beaucoup de personnes. J'ai cru devoir la
livrer à l'impression, telle qu'elle m'a été
envoyée par le malade lui-même.

« Je suis âgé de trente ans et attaqué, depuis l'âge de vingt, d'une pituite opiniâtre
qui apparoît constamment deux fois par jour
et en abondance, le matin à mon réveil,
quelquefois deux ou trois heures plus tard,
mais toujours avant le dîner, quelquefois

même immédiatement après , et cela sans avoir fait le moindre excès dans le boire ni le manger.

» Le plus souvent, trois ou quatre heures après mon dîner , sans doute au moment où la digestion s'achève , j'éprouve les plus grands mal-aises ; j'ai à me plaindre de ces mal-aises depuis mon enfance , ainsi que des bâillemens qui précèdent l'expectoration de cette pituite ou qui arrivent après ; il est à remarquer aussi qu'alors il monte dans ma bouche une quantité de salive, tantôt grasse, tantôt liquide, épaisse, gluante ou fade , et que je m'efforce de cracher quelquefois une demi-heure ; cet accident se renouvelle jusqu'à trois fois par jour ; à peine ce crachement est-il achevé que j'éprouve un mal-aise général, comme pesanteur de tête, migraine, rupture de tout le corps, la bouche mauvaise et pâteuse, dégoût et des larmoiemens considérables ; il me sort aussi par le nez une grande quantité d'eau ; l'appétit ne se fait jamais sentir, la langue est blanche et chargée, malgré l'attention que j'ai eue de me purger deux fois par an , depuis que j'habite ce pays. J'ai pris les eaux de Miers, pendant la saison, avec tout le régime nécessaire ; les eaux me soulagent, à la vérité, mais ce n'est que pendant le temps que je les prends, ou un mois tout au plus depuis quelques années.

» Les incommodités dont je viens de vous faire le tableau se renouvellent à chaque saison ; ma peau, depuis les premières atteintes, a été presque constamment sèche, je ne vais que très-difficilement à la garde-robe.

» J'ai eu les fièvres, il y a quatre ans, au mois de juin ; elles me durèrent trois mois, pendant lesquels je fus purgé, saigné et traité par différens moyens ; mon médecin me faisoit espérer que cette crise me délivreroit de mes infirmités ; mais à peine la fièvre eut-elle cessé, que cette pituite reparut comme à l'ordinaire ; du reste, je n'ai point essuyé depuis aucune forte maladie, comme fièvre maligne, putride, etc. Je tiens d'une famille bien saine et bien constituée, beaucoup de mes parens ont vécu très-âgés, je parois moi-même bien constitué.

» Je ne vous dissimulerai pas que ma jeunesse a été très-ardente, et que j'ai peut-être commis des fautes qui ont pu contribuer au délabrement de ma santé, qui, depuis trois ans sur-tout, a tellement décliné, que la vie m'est devenue insupportable. D'ailleurs, l'idée que ma guérison est impossible, est pour moi accablante.

» J'ai, vous l'imaginez bien, consulté beaucoup de gens de l'art, qui n'ont reconnu pour cause de mes maux, qu'une humeur pituiteuse ou glaireuse; l'estomac est languissant, sans activité, froid; il me semble qu'il n'a jamais de ton. J'éprouve, comme je viens de le dire, des dégoûts, et pour peu que je mange, je sens presque toujours le poids des alimens, avec gonflement et douleurs dans les hanches; ma tête est prise pour plusieurs heures; toute la journée j'éprouve des rapports et des flatuosités; il me semble que rien ne se digère. Tout l'hiver dernier, cette pituite s'est présentée sous une forme nouvelle; elle s'annonçoit, plusieurs heures avant, par beaucoup de rougeur et de chaleur au visage : bien avant de la cracher, j'éprouvois un grand froid à la plante des pieds, ainsi que dans les jambes, un mal de tête douloureux; le col, la nuque et les épaules me faisoient également souffrir.

» Je suis quelquefois sujet à des bourdonnemens d'oreilles, ainsi qu'à un état de langueur et de maladie habituel, qui durent trois ou quatre heures après mon dîner ; souvent même je me sens fatigué toute la matinée ; mon teint est pâle et livide, blême ou flétri ; mes yeux sont abattus et troubles, et mes forces anéanties ; je me lève assez ordinairement dans un état de foiblesse, de langueur et d'engourdissement ; je suis forcé de marcher courbé et de m'asseoir à chaque instant, comme si j'avois couru la poste ; et quoique j'aie peu soupé, je sens mon estomac plein et languissant, j'y éprouve des tiraillemens ; ma tête est lourde, je suis comme assoupi, préoccupé ; ma bouche est mauvaise, pâteuse, blanche, puante, chargée, et quelquefois d'une sécheresse aride et privée de salive ; la plante de mes pieds est si froide, que le plus grand feu ne peut la réchauffer ; je suis presque toujours constipé. Souvent, deux ou trois heures avant de rendre la pituite dont je vous ai parlé plus haut, il s'empare de moi un noir et un sombre mélancolique, foiblesse de vue, comme éblouissement qui ne finit pas, même après que l'expectoration a eu lieu ; et en général, dans l'hiver, et même le dernier qui a été très-rude, pour peu que je m'approche du feu, il me monte à la tête des feux qui m'étouffent.

» Si je ne prenois quelque chose pour arrêter l'expectoration de la pituite, ce qui m'épuiseroit beaucoup, j'en aurois la bouche toujours pleine. Cette pituite est tantôt grasse, tantôt liquide, épaisse, salée, se réduit en eau, et tache le plancher, après s'être présentée sous la forme d'eau verdâtre, roussâtre, collante et gluante. Je croyois que cette infirmité n'étoit ordinaire que dans un âge avancé. A cette incommodité, se joignent des hémorroïdes sanguines qui me tourmentent beaucoup, et qui fluent le plus souvent, mais qui, avant de fluer, se portent à la tête, me causent beaucoup d'inquiétude, comme des vertiges, des éblouissemens, et m'occasionnent des douleurs, des élancemens et des chaleurs terribles dans les reins, où toute la chaleur du corps semble être concentrée. Cet état, tout-à-fait triste pour moi, est toujours accompagné d'un assoupissement; le sommeil est nul ou troublé par des songes et des rêves inquiétans et fâcheux; mon imagination est tantôt exaltée, tantôt éteinte; l'été même, j'ai la respiration gênée et op-

pressée. Lorsque le flux a lieu, tous les accidens diminuent et se terminent par des
douleurs sourdes dans les reins et au fondement; douleurs que je n'éprouve jamais, à la
vérité, qu'après avoir été à la garde-robe,
mais qui me forcent de rester un quart
d'heure assis. Depuis deux ans, le mal semble s'être aggravé; j'ai toujours la précaution de me purger de temps à autre, mais
je n'en éprouve aucun soulagement; il me
semble, au contraire, que cela me mettoit
dans un état de maladie qui duroit plusieurs
jours.

» Au commencement de ce printemps encore, j'ai pris cinquante grains d'ipéca-
cuanha, et le surlendemain une médecine
en règle; ni l'un ni l'autre de ces moyens
n'ont produit l'effet que j'avois droit d'en
attendre; et malgré tout ce que j'ai fait
jusqu'ici, mon mal n'a fait qu'empirer.

» J'oubliois de vous dire que depuis très-
long-temps, et dans toutes les saisons, j'ai
toujours eu sur le corps, et la poitrine surtout, même sur la figure, des boutons assez
nombreux, sensibles, rouges d'abord, qui,
avant de se dessécher, devenoient blancs;

à peine quelques-uns étoient-ils disparus ,
que d'autres reparoissoient.

» L'exercice est un précepte de santé pour
moi, que j'ai mis et mets toujours en usage
autant que je peux ; mais après une heure
de promenade, je suis toujours fatigué à ne
pouvoir plus me tenir debout ; je m'enrhume
très-aisément : aussi évité-je avec soin les
endroits humides. »

J'ai déjà parlé des avantages de la fièvre ,
rien ne concourt plus que cet état de crise
à la guérison des affections chroniques : ces
avantages sont sentis par tous ceux qui se
forment une idée exacte de l'empâtement
universel qui donne lieu à ces sortes de
maladies : aussi le père de la médecine ,
le savant Hippocrate, a-t-il bien eu raison
d'avancer que la nature étoit le meilleur
médecin , *natura medicatrix ;* sans doute
parce qu'il savoit que la fièvre pouvoit dissiper les engorgemens les plus considérables, et en diriger la matière vers la peau ,
les intestins , la vessie ou autres émonc-
toires ; ce que ne peuvent souvent les remèdes les mieux indiqués et soigneusement
administrés. Il y avoit donc tout lieu d'espérer de faire tourner cette crise bienfai-

sante à l'avantage du malade, si on se fût dispensé d'employer la saignée, nécessaire, il est vrai, dans le cas d'une inflammation qui pourroit faire appréhender, ou la rupture des vaisseaux sanguins ou la gangrène, mais toujours dangereuse dans les cas contraires, parce qu'elle conduit à l'atonie; d'ailleurs il n'y avoit rien de mieux à faire que de combiner les purgatifs avec les toniques, on auroit certainement réussi à évacuer la pituite ou les glaires dont l'estomac et les intestins étoient surchargés, comme cela paroît démontré par les vomissemens et la constipation qui fatiguoient le malade depuis un temps très-long; on eût aussi, par cette réunion de moyens, fortifié les solides, et il y avoit tout lieu d'espérer que dès-lors la transpiration auroit cessé de rétrograder vers ces organes, et que l'état du malade se seroit amélioré. Je n'hésitai donc point d'attribuer cette maladie à l'humeur glaireuse; elle me paroissoit agir immédiatement sur les solides, à la foiblesse desquels elle devoit sa formation, foiblesse qu'à son tour cette humeur avoit successivement augmentée à un point qui laissoit peu de ressources; je portai également mon attention sur l'âcreté de son sang, âcreté que rendoient évidente les boutons qui se manifestoient sur toutes les parties de son corps au commencement de chaque saison. Quoique ce jeune homme n'eût point osé m'avouer (ce qu'il a fait depuis sa guérison) qu'il s'étoit livré à la masturbation dans un âge peu avancé, je crus devoir lui attribuer les accidens dont il me fit la description ; je ne m'attachai pas seulement à évacuer peu à peu par les selles l'humeur glaireuse, je lui ordonnai de bons confortatifs, une nourriture succulente, mais légère, de bon vin dont il prenoit de temps à autre la moitié d'un verre pur, l'exercice à cheval, le matin surtout ; en un mot, tout ce qui me parut propre à augmenter l'oscillation des vaisseaux, et combattre avec avantage la viscosité des humeurs.

Septième Observation (1).

Destinés à combattre les erreurs de toute espèce, nous avons surtout à nous prémunir contre celles qui, confondant les écoulemens vénériens avec ceux qui reconnoissent d'autres causes, influent trop souvent sur la tranquillité des familles et sur la santé des individus. Malheureusement jusqu'ici, on n'a point assez fixé les idées sur les sources aussi différentes que multipliées de ces sortes d'accidens.

Alexandre B..... habitant d'Amiens, âgé de 31 ans, s'aperçut, il y a environ un an, d'un écoulement par la verge avec des cuissons considérables, qu'il crut devoir attribuer à l'usage trop fréquent des liqueurs spiritueuses ; comme la matière étoit d'un jaune verdâtre, son chirurgien consulté lui fit prendre deux flacons d'une dissolution de sublimé qu'il mêloit avec le lait, et dans

----

(1) Je donne ici cette observation telle que je l'ai lue, le 1er. janvier 1801, à la Société Académique des Sciences de Paris. Elle a été, depuis, insérée en entier dans le premier volume des Mémoires des Sociétés Savantes.

le même traitement, lui fit administrer dix ou douze frictions mercurielles. Ces remèdes plusieurs fois répétés, ne firent qu'aggraver les symptômes, et rendirent l'estomac incapable de digérer les alimens les plus légers. Après ce traitement, qui dura quatre mois, l'écoulement subsistant toujours, le même chirurgien voulut avoir l'avis d'autres hommes de l'art, qui, après avoir sondé, déclarèrent que son écoulement étoit causé par la présence d'une pierre dans la vessie, et lui conseillèrent l'opération. Le jeune homme se rendit à Paris, et entra, le 23 novembre 1801, à l'hôpital de la Charité, rue des Saints-Pères, où MM. Boyer et Deschamps le sondèrent trois fois dans l'espace de vingt jours ; ces chirurgiens habiles n'ayant rien rencontré, déclarèrent que le malade n'avoit qu'un catharre de la vessie. Sorti de cet hôpital le 15 décembre de la même année, il me pria de l'aller voir rue de la Cerisaie, n°. 11, proche l'Arsenal : je reconnus en effet le catharre ; une urine très-chargée d'une matière épaisse et gluante le caractérisoit parfaitement.

Je viens de dire que l'estomac remplissoit mal ses fonctions ; ce viscère avoit été vive-

ment affecté par l'usage du sublimé corrosif, qui, comme on le voit d'après l'exposé
que je viens de faire, étoit non-seulement
contre-indiqué, mais même capable, comme
cela est arrivé, et arrive toujours en pareil
cas, de porter le trouble dans toutes les
fonctions de l'économie animale; lorsque je
le vis pour la première fois, il venoit de
faire un usage beaucoup trop long de bouillon de veau et de petit lait; ce jeune homme
étoit donc plus mal que jamais, les personnes qui l'entouroient comptoient peu
sur son retour à la santé; il étoit presque
tombé dans le marasme, la vessie étoit sur-
chargée de cette matière gluante dont je
viens de parler, et qui portoit avec elle un
caractère d'acrimonie tel, qu'il ne pouvoit
uriner sans faire les hauts cris. Je ne pouvois attaquer victorieusement par des injections cette humeur dans le lieu même;
si la vessie la receloit, elle ne s'y formoit
pas, on ne pouvoit en accuser que le système de la digestion immédiatement attaqué, crispé, pour ainsi dire, par les liqueurs
fortes, et arrivé ensuite au plus haut degré
de délabrement par l'usage du sublimé corrosif, remède qui, dans la main des empi-

riques, est un poison ; je ne crus donc pouvoir guérir mon malade qu'en fortifiant l'estomac et les intestins, en les débarrassant en même temps de l'énorme volume de glaires, dont une très-grande quantité se rendoit sur les reins, et de là dans la vessie ; unir des végétaux légèrement aromatiques à des purgatifs doux pris dans la classe des résineux, telle est l'indication que l'on doit suivre constamment pour obtenir, en pareille circonstance, des résultats satisfaisans ; et c'est aussi en suivant cette indication, que j'ai été assez heureux pour améliorer le sort de mon malade, qui aujourd'hui digère parfaitement, a considérablement acquis d'embonpoint, et n'éprouve plus en urinant aucune cuisson.

Tel étoit l'état de M. B. lorsque je publiois la cinquième édition de cet Ouvrage ; j'ai appris que depuis, huit ans après sa guérison, il avoit succombé à une maladie aiguë sur laquelle je ne pus être consulté, parce qu'alors il étoit fort éloigné de la Capitale.

Huitième Observation.

Si , comme je l'ai déjà dit, l'humeur glaireuse peut se porter à l'extrémité du rectum, et y établir un foyer d'irritation dont l'activité est presque toujours relative à son acrimonie ; si cette acrimonie est telle qu'elle puisse corroder des vaisseaux , il en résultera une perte de sang plus ou moins considérable. L'humeur glaireuse peut encore, en se jetant sur toute autre partie , y occasionner des ravages bien plus désastreux , et j'ose assurer que la plupart des phthisies pulmonaires ne reconnoissent point d'autre origine ; je dis la plupart , parce qu'il en est quelques autres qui sont produites par la répercussion de quelques vices , comme le dartreux, le psorique , qui , comme on sait , peuvent aussi, par leur qualité stimulante , établir un foyer morbifique.

Je fus consulté en 1796 , au mois de janvier , par un ancien homme de loi d'une des principales villes du département de Vaucluse : cet homme, qui avoit alors 66 ans, avoit eu, dès le plus bas âge , de très-grands chagrins ; à 23 ans il s'étoit fait extirper une loupe qui lui étoit survenue à la tête , mais bientôt après, il lui en survint une autre à la nuque, qui, au moment où il me consulta, étoit devenue fort grosse, l'épaississement des liqueurs auquel on a fort raison d'attribuer ces sortes d'engorgemens, s'étoit manifesté dès l'âge de 18 ans par des rhumes de poitrine et de cerveau multipliés.

En 1771, à la suite d'un travail de cabinet opiniâtre et forcé, la transpiration cessa d'avoir lieu ; sa poitrine s'engorgea de nouveau, et il en résulta un crachement de sang dont la durée fut courte, mais qui lui laissa pendant quelques semaines une sécheresse de poitrine, et pendant plusieurs années, du moins par intervalles, une douleur plus ou moins forte dans cet organe, surtout lorsqu'il souffroit des impressions de froid, ou lorsqu'il éprouvoit de vifs chagrins ; néanmoins sa santé reprit le dessus ; et jusqu'en 1784, il avoit lieu d'en être entièrement satisfait ; mais il se livra dès cette époque avec excès au travail du cabinet ; et quoiqu'il fût au mois de juillet, il s'apperçut du défaut presque absolu de transpiration, et le 6 du même mois il éprouva un second crachement de sang, peu abondant à la vérité, mais qui reparut de temps

à autre jusqu'à la fin de septembre suivant ;
la sécheressse de poitrine dura aussi quelques semaines, et la douleur fut plus opiniâtre ; elle fut sans doute entretenue par
de nouveaux chagrins très-cuisans, qui lui
donnèrent peu de momens de tranquillité
jusqu'en 1788 ; l'année précédente, c'est-à-
dire en 1787, il avoit été atteint d'un pissement de sang qui céda en peu de temps
à l'usage des antiphlogistiques ; toujours accablé de chagrins, il ne cessoit de mener
une vie languissante, lorsqu'en 1792, à la
fin d'octobre, il éprouva un second pissement de sang qui se renouvella trois fois
jusqu'au commencement d'avril, même année, mais qui chaque fois céda en très-peu
de temps à l'usage des antiphlogitiques. En
1793, il éprouva encore, le 10 août et 25
septembre suivant, d'autres pissemens de
sang ; celui qui lui prit le 10 août céda bientôt aux mêmes moyens, mais il ne fut pas
aussi heureux le 25 septembre ; les précé-
dens n'avoient été accompagnés d'aucune
douleur ; le dernier, au contraire, lui en
laissa au col de la vessie ; et la difficulté
d'uriner augmenta ; ces accidens étoient
accompagnés d'une constipation telle qu'il

ne put plus se procurer de selles que par
des lavemens qui souvent même ne pro-
duisoient aucun effet ; le malade ne cessoit
d'avoir des chagrins ; à la fin du mois d'octobre , nouveau pissement de sang , avec
beaucoup plus de douleurs que la fois précédente ; les bains de fauteuil qui lui furent
ordonnés ne purent être continués long-
temps ; alors on jugea à propos de mettre le
malade à la diète blanche , qu'il abandonna
aussi au bout de vingt-un jours ; le pissement de sang étant devenu plus fort, ainsi
que la douleur au col de la vessie , on crut
en trouver la cause dans le lait qui étoit trait
d'une vache dont le travail journalier devenoit nécessaire ; l'usage en fut supprimé, et
le calme reparut. Peu de temps après, le malade quitta le lit , se promenant dans sa
maison, s'asseyant seulement avec difficulté,
et sentant ses forces revenir ; il comptoit
même sur sa guérison , quand, au milieu
de février, se trouvant obligé de rembourser
de grosses sommes et de remplir son em-
prunt forcé, (ce qui réduisoit considérablement sa fortume, à un age où il pouvoit
le moins s'en passer) le pissement de sang
reparut au bout de trois jours ; il en fut

délivré de nouveau par l'usage des antiphlogistiques; il put bientôt sortir; la difficulté de
s'asseoir diminuoit; il s'attendoit donc à passer heureusement l'hiver ; mais dans les dernier jours de février, ayant éprouvé une
nouvelle suppression de transpiration , le
pissement revint encore. Depuis cette époque jusqu'en 1796 , il ne cessa de garder
la chambre , étant même le plus souvent
dans son lit.

*Je n'ai donné jusqu'ici qu'un extrait de
ce long mémoire, parce qu'il contient d'autres détails peu intéressans ; mais la fin me
paraît trop importante pour n'en donner
que l'analyse : ce qu'on va lire est donc entièrement de son médecin.*

» Dix jours après cette suppression et le
pissement de sang , M. F..... fut frappé
d'une rétention d'urine : il fallut envoyer à
quatre lieues chercher un habile artiste pour
le sonder , et pendant plus de vingt-quatre
heures le malade fut dans les plus pénibles
douleurs.

« L'opération fut heureuse et l'ischurie
continuant, l'artiste introduisit à demeure
une sonde flexible de gomme élastique de
Bernard ; depuis cette époque , le malade

n'a point cessé d'avoir une telle sonde dans la vessie.

» Dix jours après cette opération, la sonde ne donna plus cours aux urines ; elle fut tirée , et ses yeux se trouvèrent pochés d'une matière blanche, épaisse et gluante ; on reconnut alors l'existence des glaires dans la vessie.

» La sonde heureusement remise se trouva de nouveau engorgée au bout de dix jours, ses yeux furent englués d'une semblable matière ; mais pour la mettre , il fallut avoir recours à l'artiste étranger ; ce qui , pendant vingt-quatre heures , fit grandement souffrir la vessie.

» Les glaires ne paroissoient pourtant pas fort abondantes ; elles étoient comme de petites cotonnades voltigeant dans le verre dans lequel on vidoit l'urinal tenu dans le lit : jusqu'alors , et durant l'espace d'un mois , les urines furent toujours plus ou moins sanglantes.

» Dès que le sang eut disparu, on commença des injections d'eau d'orge amalgamée à une petite quantité d'eau d'arquebusade : déjà aussi on avoit reconnu l'âcreté des glaires et des urines , qui produisirent des callosités sur la partie du prépuce, et pour lesquelles on usa d'abord, avec succès, d'un petit bain de lait donné à la partie calleuse, et ensuite d'une lotion d'eau de chaux.

« Vers les premiers jours de floréal suivant, il fallut encore recourir à l'artiste étranger, ce qui faisoit perdre à la véssie le peu de rétablissement qu'elle avoit pu gagner.

» Peu de jours après, le malade se mit a l'usage des bains domestiques qu'il porta au nombre de quarante, jusque vers les derniers jours de juin suivant : ils parurent salutaires ; le malade restoit levé une bonne partie de la journée, il trouvoit peu de difficulté à s'asseoir, il se promenoit dans son jardin, il gardoit la cheville à la sonde sans douleur, d'abord un quart-d'heure, et d'un jour à l'autre, successivement, l'espace de trois heures, rendant aux dernières époques deux ou trois gobelets d'urine d'une belle qualité et presque sans aucune trace de glaires, surtout sans douleurs au col de la vessie ; mais bientôt des malheurs vinrent changer son état.

« Dans la fin de juin, et pendant plu-

sieurs mois consécutifs, des calamités multipliées, très-affligeantes, vinrent fatiguer
son ame trop-sensible. Dès le premier juillet, il fut tourmenté si constamment et
de telle manière, que durant vingt-cinq
journées consécutives il ne put avoir aucun sommeil ni repos quelconque ; sa journée étoit un tissu de mouvemens violens,
d'impatience et de colère, ou de sentimens
douloureux de pitié, et cet état continua
encore plusieurs mois, non de la même
violence, mais d'une manière toujours
cruelle ; à peine avoit-il la nuit quelques
heures de sommeil : ajoutez à ces maux,
l'horreur d'entendre journellement alors
passer devant sa maison, qui bientôt re-
tentissoit des coups mortifères, les victimes nombreuses trainées au supplice, parmi
lesquelles se trouvoient tantôt un frère,
tantôt un autre parent, tantôt quelque ancien ami.

» Aussi le 25 juillet, les urines parurent sortir subitement très-épaisses, et furent très-fétides ; le malade fut sans forces,
et obligé de rester au lit ; il devint même
si foible, que peu de jours après il fut deux
fois à l'agonie. »

» Sa situation s'améliora en août suivant et en septembre 1794 ; dans ce dernier mois, il commença l'usage du lait d'ânesse qu'il continua quarante jours, et vers la fin de ce régime, un nouveau gros chagrin qu'il éprouva le 11 octobre, le réduisit encore dans son lit, d'où, depuis un mois, il sortoit une partie de la journée, et où il a presque toujours resté depuis lors.

« Les glaires, qui avoient beaucoup diminué en septembre, devinrent plus abondantes, plus épaisses et plus puantes, durant l'hiver affreux de 1795. Le printemps lui devenoit favorable, lorsqu'il fut assailli encore d'un nouveau genre de chagrin ; il fut obligé de soutenir plusieurs procès pécuniaires personnels, qui exigèrent de lui plusieurs mémoires jusqu'à la fin de l'été, et même durant le cours de l'automne, qui n'a pas été favorable à son état, ainsi que l'hiver actuel, quoique peu rigoureux.

» Depuis la fin de l'automne, le malade se lève à peine une heure chaque jour, à onze heures du matin, après avoir rendu son lavement ; durant l'été précédent, il se levoit presque toujours avant midi, quelquefois l'après-dînée, et se promenoit un peu dans son jardin.

» Depuis octobre dernier, il s'assied pourtant avec peu de difficulté, quoique ses forces aient diminué.

» En ce moment (9 janvier 1796), les glaires sont très-épaisses et très-âcres, quelquefois elles filent comme un gros cordon attaché fortement au fond de l'urinal.

» Leur couleur est ordinairement blanchâtre, quelquefois tirant sur le jaune, quelquefois sur le gris. Si on le met sur un linge qui laisse filtrer l'urine, elles ressemblent à de la glaire d'œuf.

» Les urines de la nuit sont ordinairement bien puantes, elles ont l'odeur du son pourri.

» Les glaires engorgent facilement la sonde, qu'il faut depuis près de six mois, changer presque tous les jours. Depuis long-temps on a observé que le fond de l'urinal étant rincé, rendoit une eau blanchâtre plus ou moins épaisse, dans laquelle voltigeoient de petits filets de glaires : y auroit-il quelque ulcère à la vessie ou à son col (1) ? »

____

(1) La lecture de ce mémoire, encore très-long, est

Telle étoit la situation tout à fait alarmante de ce malade : en le suivant depuis
les premiers momens où il commença d'être
incommodé , il étoit aisé de reconnoître
qu'il avoit dû en partie tous les accidens
qu'il avoit successivement éprouvés , jusqu'à celui où il me consultoit, à une constitution pituiteuse ou glaireuse qu'avoient
pu aggraver les chagrins qu'il eut dans un
âge où le cœur ne peut sans danger subir
des serremens multipliés; la fibre avoit chez
lui trop peu d'énergie pour s'opposer , dans
un âge plus avancé , au retour forcé de
l'humeur de la transpiration vers l'intérieur,
et pour peu qu'on porte son attention sur

---

bien propre à tranquilliser les personnes qui se croi-
roient poitrinaires , parce qu'elles auroient éprouvé
plusieurs crachemens de sang , à faire apprécier les
avantages de la métastase , et justifier l'application des
exutoires , dans l'intention d'attirer des humeurs qui
se portent vers un point très-essentiel à la conservation de la machine animale. On ne dit point dans ce
mémoire qu'on ait eu recours à ce moyen, peu utile ,
à la vérité , dans un cas semblable à celui-ci , mais
presque toujours victorieux , lorsqu'une maladie reconnoît pour cause la répercussion de quelques humeurs viciées.

le tort que peuvent occasionner les peines vives de l'ame, on sera même surpris que cet homme ait pu vivre aussi long-temps; mais, comme je l'ai fait remarquer au commencement de cet ouvrage, les maladies dont la cause appartient à la constitution, sont bien moins meurtrières que celles qui dépendent d'une dégénérescence forcée, surtout lorsqu'elle a lieu dans un âge déjà avancé; aussi, toutes les fois que le délabrement est porté au point où se trouvoit ce malade, ces symptômes se renouvellent souvent, et il est très-difficile de les dissiper. La vie sédentaire que menoit M. F...., les chagrins réitérés qu'il ne put éviter, peut-être aussi son peu d'exactitude à suivre les conseils des médecins qui avoient sa confiance, rendirent infructueux les moyens qui furent employés.

Ne pouvant attribuer sa maladie qu'à l'humeur glaireuse, je crus que les remèdes propres à la combattre pourroient, sinon le rendre à une santé parfaite, au moins améliorer son état; je les lui conseillai, et il les prit avec succès. Son traitement, qu'il suivit avec exactitude, dura six mois; depuis ce temps jusqu'en 1799, que j'ai cessé de recevoir de ses nouvelles, il n'avoit point pissé de sang, les urines continuoient toujours de couler librement, et il n'avoit éprouvé à la poitrine aucun des maux qu'il avoit connus avant l'époque où l'humeur commença de se porter sur la vessie.

De toutes les maladies de ce même organe que j'ai eu occasion d'observer, je ne citerai que les deux suivantes ; elles me paroissent propres à intéresser les jeunes médecins qui se livreroient à l'étude des maladies chroniques, les personnes qui, éprouvant un écoulement glaireux par les organes de la génération, en concevroient des inquiétudes, et à prévenir par là les désordres auxquels donneroient lieu de semblablables accidens.

Neuvième Observation.

M. de V..... N..... âgé de soixante-treize ans, lieutenant-colonel au service d'Espagne, et frère d'un ancien fermier-général, se fit opérer, il y a trente-deux ans, d'un sarcocèle : l'opération réussit parfaitement ; mais depuis, il étoit atteint de temps à autre d'une très-grande difficulté d'uriner ; il fatiguoit beaucoup, il n'urinoit jamais sans rendre une très - grande quantité de glaires ; la plupart du temps son linge étoit couvert de taches jaunes ou vertes. Comme il apprit que j'avois fait un ouvrage sur cette matière, il me pria de lui donner mes soins ; je l'ai traité pendant deux ans, en 1796 et 1797. La première année je le soulageai peu, la seconde année seulement j'ai pu réussir à éloigner ces accidens dont les intervalles étoient de six mois, lorsqu'il se détermina à retourner en Espagne. Comme je n'ai reçu, depuis, aucune lettre de lui, j'ignore s'il a continué de se bien porter.

A l'instant où j'écrivois cette observation, je reçus de Grenoble un mémoire à consulter ; il y étoit question d'une dame sujette à des fleurs blanches, que son mari a pendant long-temps soupçonnées devoir appartenir à une cause peu légitime. Je ne savois, me marque-t-il, à quoi attribuer cet écoulement dont le caractère en a imposé à plusieurs médecins de notre ville ; et quoique je n'éprouvasse rien de mon côté, je ne m'abandonnois pas moins à des soupçons injurieux. Je vois aujourd'hui, en lisant votre Traité sur les Glaires, que la maladie de mon épouse, qui dure depuis quatre ans et demi , n'est due qu'à une très-grande frayeur que lui causèrent des hommes introduits furtivement chez moi pour m'assassiner. Je me rappelle en effet actuellement que cet écoulement parut dès le lendemain de son effroi, et que, depuis ce temps, sa peau a été constamment sèche, ses nerfs ont considérablement souffert, son estomac est on ne peut plus délabré et surchargé de glaires ; elle y éprouve des tiraillemens assez fréquens ; son sommeil est souvent interrompu ; heureusement qu'elle n'a point suivi les conseils de ceux qui , prétendant reconnoître, à l'inspection de son linge, la présence d'un vice vénérien , vouloient la soumettre à un traitement mercuriel.

Je traite en ce moment plusieurs femmes parmi lesquelles se trouvent deux mères de famille qui , atteintes de fleurs blanches par suite de chagrins vifs, ont , pour me servir de l'expression adoptée par le vulgaire , passé deux fois par les remèdes ; elles sont l'une et l'autre dans une situation tout-à-fait digne de pitié. Ces méprises , malheureusement encore trop fréquentes , m'ont déterminé à publier un ouvrage qui a pour titre : *De la Nature et des Causes de la*

Gonorrhée bénigne et des Fleurs blanches, dont je recommande la lecture à ceux qui seroient atteints de ces sortes d'écoulemens. Il renferme une doctrine bien opposée à celle de certains écrivains superficiels, qui, sans s'inquiéter du mal qu'ils peuvent faire, assurent très-gratuitement que la couleur jaune et verte est toujours la preuve d'une inoculation vénérienne : aussi a-t-il déjà rétabli la paix dans un grand nombre de ménages que cette erreur avoit divisés.

Je conserve avec soin la lettre d'un médecin célèbre par les écrits qu'il a publiés et par les honneurs dont le gouvernement l'a comblé. Je lui avois adressé un exemplaire de la première édition ; après m'en avoir remercié, il s'exprime ainsi : « Votre ouvrage a servi, je dois vous l'avouer, mon cher confrère, à me diriger dans le traitement d'écoulemens survenus à un jeune mari et à sa jeune épouse, le lendemain même de la célébration de leur mariage. Ces jeunes gens, auxquels je prends le plus vif intérêt, détestoient déjà le destin qui les avoit unis, lorsque se découvrant à moi je leur ai fait connoître la véritable cause des symptômes qui les affligeoient tant. En vérité, je ne sais trop ce qu'ils seroient devenus l'un et l'autre, si, s'adressant à d'impitoyables routiniers, le mot vénérien eût seulement été prononcé. »

Je pense souvent à une scène tout-à-fait attendrissante qui s'est passée chez moi en 1799.

Deux jeunes gens, mariés depuis quelques années, se trouvèrent atteints d'un écoulement dont la matière étoit d'un jaune verdâtre. Ignorant qu'un chagrin violent, occasionné par la perte d'un enfant chéri, pouvoit en être l'unique cause, ils s'accusoient réciproquement et appréhendoient la moindre communication ; ils se devinrent encore plus suspects, lorsqu'un homme qu'ils consultèrent eut assuré que le mal étoit vénérien, et qu'il exigeoit un traitement dans lequel, disoit-il, on ne pouvoit se dispenser d'employer le mercure. Un de leurs amis, à qui le mari confia ses inquiétudes et ses soupçons, lui conseilla de se procurer mon ouvrage qu'il fit lire à son épouse, après avoir cru y découvrir son innocence. Il ne jugea pas prudent de se borner à cette lecture, il voulut savoir de moi-même ce que je pensois de leur situa-

tion. Après les avoir questionnés, je n'hésitai pas d'attribuer leur écoulement qui étoit
bien moindre chez le mari (1) aux affections
morales dont la cause étoit, comme je viens
de le dire, la mort de leur enfant. A peine
eus je prononcé ces mots : *Vous n'êtes cou-*
pables ni l'un ni l'autre, les peines vives que
vous avez éprouvées ont seules produit le mal
qui vous afflige, qu'ils se jetèrent à genoux
l'un en face de l'autre, et se demandèrent
pardon de tout ce qu'ils avoient pu se dire
d'offensant ; leurs mots entrecoupés et accompagnés d'un torrent de larmes, les ca-
resses qu'ils se firent m'avoient tellement
ému que j'eus beaucoup de peine à conserver le calme dont j'avois besoin pour
continuer à leur parler, et de leur prescrire
les remèdes que je jugeois convenables. J'a-
voue que je n'ai jamais éprouvé plus de
jouissance, et que je ne me suis jamais cru
plus récompensé de mes travaux.

---

(1) Les chagrins produisent beaucoup plus rarement
le même effet sur les hommes ; mais il suffit que cela
puisse arriver quelquefois, pour ne devoir point se livrer à des soupçons qui peuvent désoler une femme
vertueuse.

La dame qui avant la mort de sa fille avoit un embonpoint raisonnable, un teint coloré et des yeux très-vifs, dont l'estomac n'avoit point souffert jusques-là, qui dormoit du sommeil le plus tranquille, avoit perdu tous ces avantages; elle étoit devenue très-maigre, ses yeux étoient ternes, son teint plombé, son estomac ne pouvoit digérer que fort peu d'alimens; elle vomissoit des glaires plusieurs fois la journée, son sommeil étoit sans cesse troublé par des songes effrayans, sa peau étoit sèche et aride.

D'après les observations que je viens de rapporter, on voit déjà combien varient les accidens qui résultent du retour de la matière de la transpiration vers l'intérieur, et quels services alors peuvent rendre les purgatifs sagement combinés avec les toniques. Il est encore beaucoup d'autres accidens produits par la même cause, et qui, par les mêmes moyens, peuvent, les uns se dissiper en totalité, et les autres plus ou moins s'atténuer; tels que l'hydropisie, l'asthme ou la difficulté de respirer, les hémorroïdes, l'engorgement des articulations, auxquels on a donné le nom de *goutte* ; l'épilepsie, lorsqu'elle est occasionnée par des affections morales propres à serrer le cœur ; les catarrhes de la vessie, l'incontinence d'urine comme sa suppression, les écoulemens dont je viens de fournir des exemples, et dont j'aurai encore occasion de parler, souvent même les affections nerveuses.

Dixième Observation.

Jean D....., du village de Chassaigne, département de la Charente-Inférieure, étoit atteint d'une hydropisie anasarque ; elle étoit survenue à la suite de saignées trop copieuses que lui fit son chirurgien, dans la vue d'arrêter les progrès d'une inflammation érésipélateuse fixée sur la jambe droite. Le développement de cette hydropisie se fit avec une telle promptitude, que l'enflure devint générale dans l'espace de huit jours ; son corps acquit bientôt une grosseur énorme ; le bas-ventre se remplit d'eau, et présenta ainsi que le scrotum, un volume effrayant. Il me fut confié dans cet état au mois de juillet 1788 ; son traitement dura six semaines : peu de temps après il fut en état de reprendre son travail.

Cette hydropisie étoit bien certainement l'effet de l'évacuation trop considérable du sang ; évacuation qui, en occasionnant l'affaissement du système vasculaire, avoit forcé la matière érésipélateuse à revenir à l'intérieur, où elle agit comme stimulus. Celui qui pratiqua ces saignées étoit loin de s'attendre aux effets qu'elles produisirent. Falloit-il les répéter, ainsi que le conseillent quelques auteurs, au commencement de l'anasarque ? Le malade étoit jeune, d'un tempérament sanguin, et habitoit une campagne dont l'air étoit très-vif : nous étions au mois d'août.

Si cette hydropisie eût été produite par la suppression d'un flux sanguin, la saignée auroit pu être le moyen le plus efficace ; mais elle avoit pour cause immédiate un vice âcre, pour l'expulsion duquel il falloit de toute nécessité augmenter l'énergie vitale au lieu de l'affoiblir.

M. le docteur Brechet, l'un des élèves les plus distingués de l'école de Paris, a établi avec beaucoup de sagacité, dans une thèse inaugurale (1), la différence qui existe entre

______

(1) Recherches sur les hydropisies actives en géné-

l'hydropisie qui exige l'emploi de la saignée et les rafraîchissans, et celle qui exclut cette opération et commande impérieusement l'usage destoniques, comme la précédente, ainsi que celles dont il va être question.

Onzième Observation.

M. L......, âgé d'environ cinquante ans, né bilieux, devenu phlegmatique par dégénérescence, étoit depuis long-temps fatigué de glaires ; les remèdes qu'il avoit employés plusieurs fois, n'avoient fait qu'en augmenter le volume, en achevant de délabrer l'estomac. Lorsque je lui fis ma première visite, le 2 février 1791, cet organe ne pouvoit plus supporter aucun aliment solide ; depuis plusieurs jours, M. L.... vomissoit des flegmes ; sa bouche étoit fade et pâteuse ; il ressentoit à la région épigastrique, et surtout à la fosse de l'estomac, une douleur presque continuelle, accompagnée d'un grand feu. Les glaires, comme je crois l'avoir suffisamment démontré, sont formées de la matière de la transpi-

---

ral, et sur l'hydropisie active du tissu cellulaire en particulier, in-4°. 1812. *Paris*, *Gabon*, libraire, rue de l'Ecole de Médecine.

ration ; le principe qui l'a réduite en grumeau
est acide ; c'est cet acide qui agace les nerfs et
devient la cause d'une classe de maladies for
dangereuses et quelquefois inguérissables
lorsqu'un agent opposé à cet acide le neutra-
lise assez pour que la matière grumelée de-
vienne fluide, l'air qui y est comprimé s'en
dégage, se raréfie et distend les intestins ou
autres cavités où il se trouve ; aussi ne sera-
t-on point surpris que le malade ne trans-
pirât pas, que ses nerfs fussent violemment
affectés, et qu'il se plaignît de coliques ven-
teuses. Le premier de ces deux derniers accidens se faisoit ressentir depuis le 28 janvier
d'une manière si cruelle, qu'il ne pouvoit
reposer un instant. Voici ce qu'il m'écrivoit
le 9 février : il y avoit déjà sept jours qu'il
faisoit usage des purgatifs et des toniques
que je lui avois recommandés ; sa boisson
ordinaire étoit une décoction de racine de
patience et de bardane.

» Voilà douze grands jours que je souffre
le martyre ; je ne peux aller de mon lit au
fauteuil sans faire les hauts cris ; il me semble que l'on me coupe les nerfs et les jointures des genoux : cependant, depuis que
j'ai commencé l'usage de ce que vous m'a-

vez ordonné , l'enflure d'une des jambes a diminué , et j'ai senti ce matin un peu de rétablissement de sueur. L.....»

Dans cette lettre , ainsi qu'on le voit , il n'est question que d'un foible soulagement ; mais l'enflure d'une des jambes avoit diminué , la transpiration avoit paru se ranimer ; c'étoit d'un bon augure. Je le visitai le lendemain , et j'appris de lui que la nuit avoit été plus tranquille que les précédentes , et que ses douleurs étoient considérablement diminuées : depuis ce jour , il me fut impossible d'aller le voir , jusqu'à celui où il m'écrivit une seconde lettre ainsi conçue : (le 28 du même mois.)

« Depuis six à huit jours , je n'ai plus qu'une douleur sourde dans les jarrets et de la foiblesse dans les genoux ; mon appétit va au mieux , la tête et le cœur se trouvent fort bien. »

Je me rendis auprès de lui le même jour, et je trouvai sa situation si satisfaisante, que je le crus tout à fait hors de danger ; tous les symptômes avoient disparu. Je lui conseillai d'aller passer quelques jours à la campagne pour accélérer sa parfaite guérison, et de se purger; il avoit été abondamment éva-

eue pendant sa maladie; il ne s'agissoit plus
que de tenir le ventre libre ; je le quittai
dans l'espérance qu'il suivroit mes conseils :
mais quelle fut ma surprise , lorsqu'on vint
m'apprendre, six jours après, qu'il étoit plus
mal qu'il n'avoit jamais été ! que ne croyant
pas que le porc lui fût contraire, et d'ailleurs n'ayant pas d'autre viande , il en avoit
mangé abondamment ! (Paris , comme l'on
sait , fut, en 1794 , dans une grande disette
de bœufs et de moutons); que depuis une
forte-indigestion qu'il avoit eue le 30, les
accidens avoient reparu avec beaucoup plus
de gravité qu'auparavant.

Dans toute hydropisie , comme dans la
plupart des maladies chroniques , et celles
surtout qui sont accompagnées de troubles
considérables dans les nerfs , le foyer morbifique existe principalement dans l'estomac : si trop tôt on perd de vue les ména-
gemens qu'on doit à cet organe , on court
les risques d'une rechute souvent plus ter-
rible que la maladie elle - même ; c'est ce
qui arriva à M. L..... Je me hâtai d'aller
le voir aussitôt la nouvelle reçue, et je le
trouvai en effet plus malade que lorsque je
le vis la première fois , ses vomissemens

étoient plus fréquens ; les jambes, les cuisses, le scrotum et le bas ventre étoient tuméfiés : ce dernier contenoit beaucoup de liquide, j'en sentis la fluctuation ; l'ascite étoit complète, je crus qu'il étoit urgent de recourir aux moyens déjà employés ; je fis comprendre à ceux qui entouroient mon malade, et à lui-même (car je le connoissois assez courageux pour pouvoir l'instruire du danger où il se trouvoit), que les symptômes ne disparoîtroient qu'en vidant au plus tôt le bas-ventre, et en restituant aux organes le ton qu'ils avoient perdu; mais qu'il étoit aussi nécessaire qu'il fît usage de bons consommés faits avec du bœuf, du mouton, une perdrix ou une poule, en y ajoutant plusieurs carottes jaunes ou rouges (on sait que les blanches nourrissent peu et n'ont presque point de qualité tonique), qu'il faudroit qu'il prît deux fois le jour quelques gouttes de quintescence d'absinthe, et tous les jours un petit verre de vin d'Alicante. Quoique tout cela me parût devoir produire un bon effet, et qu'il me promît de l'observer scrupuleusement, je ne comptois que foiblement sur le succès ; aussi ne fus-je point surpris de recevoir de lui la lettre suivante, cinq ou six jours après (1).

Paris, ce 11 mars soir.

« L'enflure de la cuisse, de la jambe et du pied n'a pas diminué d'une ligne depuis dix jours ; le scrotum et les jointures sont engorgés, de manière que je ne puis aller à mon fauteuil ; me voici plus mal que je n'ai été, aux grandes douleurs près. »

L......

Je fus le voir un instant après avoir reçu sa lettre. Je le trouvai au premier abord comme il me l'avoit marqué ; mais en parcourant les parties malades, je vis qu'il se croyoit plus mal qu'il ne l'étoit ; que le ventre et le scrotum étoient un peu diminués ; qu'il y avoit plus de ressort ; que les jambes, quoique à peu près aussi gonflées qu'il me l'avoit écrit, en avoient aussi davantage ;

---

(1) Les personnes qui n'ont point été à portee d'observer les hydropiques, seront peut-être surprises de ce que les lettres que je cite soient écrites par M. L...... ; mais il faut qu'elles sachent que dans cette maladie, l'ame conserve presque toujours toutes ses facultés jusqu'au dernier moment, et qu'il est même rare que les malades s'affectent de leur situation.

que son visage étoit moins bouffi , et ses
yeux plus vifs ; il avoit parfaitement sup-
porté de fréquentes évacuations ; je commençai à espérer ; je fis augmenter sa nourriture solide , qui consistoit en côtelettes de
mouton et volailles rôties ; dès le lendemain,
la diminution des gonflemens lui parut sensible, ainsi qu'à ceux qui l'entouroient ; et,
depuis, mon malade fut de mieux en mieux ;
son estomac reprit ses fonctions, ses forces
revinrent ; le sommeil qui l'avoit quitté reparut ; et après une convalescence d'un mois,
il regagna la santé la plus parfaite.

J'avois envoyé cette observation telle
qu'on vient de la lire, à M. Berthier, médecin, habitant Bruxelles en 1795, je crois
devoir placer ici la lettre qu'il m'écrivit à
ce sujet , et mes réponses aux objections
qu'il jugea devoir me faire.

» J'ai lu avec plaisir l'observation que vous
m'avez adressée , concernant M. L....,
J'aime à voir que vous étant particulièrement attaché à étudier une des causes les
plus négligées, et dont les effets se modi-
fient quelquefois d'une manière extrêmement grave, vous ayez dirigé toute votre
attention vers cette cause, et cherché les

moyens d'attaquer avec succès ce germe funeste d'un grand nombre d'accidens, qui
jusqu'ici n'ont que trop embarrassé les gens
de l'art. Mais ne craignez-vous pas de trouver peu de personnes disposées à suivre un
traitement dont la longueur est propre à
dégoûter ? »

BERTHIER, Dr. Médecin.

RÉPONSE.

Paris, 6 novembre 1795.

S'il est des cas où la nature a besoin de
secousses violentes pour se débarrasser de
ce qui nuit à ses opérations, il en est aussi
où trop de mouvement dans le jeu des solides, et trop de célérité dans le cours des
humeurs ne peut produire qu'un effet contraire à ses vues, et ces cas-là sont en général les affections chroniques ; on ne peut
espérer de réussir dans ces maladies, qu'autant qu'on en attaque la cause avec infiniment de douceur : c'est pourquoi j'ai
pensé qu'une ou deux évacuations glaireuses provoquées chaque jour, et soutenues
un temps relatif à la gravité des accidens,
m'offriroient beaucoup plus de succès que des

évacuations copieuses et trop fréquemment
répétées. J'ai été confirmé, d'ailleurs, dans
la détermination que j'avois prise, par une
réflexion importante , l'humeur glaireuse
n'est pas susceptible de la même fluidité que
les autres humeurs , et ne le devient que
peu à peu ; il y auroit à craindre que les
purgatifs donnés à une dose trop forte n'en-
levassent que la partie la plus liquide , ce
qui rendroit le reste plus épais, et par conséquent trop difficile à évacuer : ajoutez à
cela que les nerfs, toujours plus ou moins
irrités par sa présence, le seroient encore
davantage par des secousses inattendues ;
il est , je le répète, des cas où la nature
a besoin de moyens extrêmes , et la maladie
de M. L.... en fournit un exemple : mais
si l'on fait attention à l'état où il se trouvoit, on verra qu'il avoit une hydropisie
bien caractérisée ; qu'alors la matière de la
transpiration ou l'humeur glaireuse étoit
répandue dans un grand volume d'eau , et
qu'il étoit facile de l'évacuer promptement
et en grande quantité, tandis que trop de
lenteur auroit infailliblement causé la perte.
Je conviens que quelquefois ce traitement
peut devenir très-long, ce qui, comme vous

le dites fort bien, est capable de dégoûter ;
mais souvent aussi trois semaines ou un mois
au plus suffisent pour obtenir la santé.

Douzième Observation.

J'ai reçu en 1809 la lettre suivante ; elle
m'a été écrite par un habitant de Troyes,
M. Bournot père, qui possédant la sixième
édition de cet ouvrage, crut pouvoir traiter
sans avoir besoin de recourir aux médecins
de sa contrée, deux hydropisies du même
genre ; je regrette beaucoup qu'elle ne soit
pas plus détaillée ; *M. Bournot* étoit venu
me voir pendant un séjour qu'il fit à Paris
en 1808 ; j'avois pris plaisir à répondre aux
questions qu'il m'avoit faites.

Troyes , le 19 septembre 1809.

« Monsieur,

» Il y a quelques mois que j'eus l'honneur
» d'aller vous voir, afin de prendre de vous
» quelques informations sur le traitement
» que vous prescrivez dans votre ouvrage
» aux personnes dont la maladie est causée
» par des glaires ; je l'ai d'abord conseillé
» à un hydropique qui l'a suivi deux mois

» et demi , pendant lesquels il a eu tous
» les jours plusieurs selles qui ne l'ont point
» affoibli ; il est aujourd'hui bien portant.

» Un autre hydropique , encouragé par
» cette guérison inattendue , m'a prié de le
» traiter de la même manière ; six semaines
» ont suffi pour dissiper totalement l'en-
» flure , il ne lui reste plus qu'une foiblesse
» qui chaque jour devient moindre.

» Ces deux cures, qui ont beaucoup étonné,
» *ajoute M. Bournot*, ont déterminé une
» dame souffrante depuis douze ans à recou-
» rir aux mêmes remèdes , et je la traite ;
» mais le succès n'est pas aussi marqué , sans
» doute , parce que le mal est plus invétéré.
» Aucun des médecins qu'elle a consultés
» n'ont pu la soulager ; l'enflure portée à
» son dernier degré avoit depuis long-
» temps gagné les jambes , et une plaie con-
» sidérable étoit survenue à l'une ; il s'y étoit
» établi un écoulement prodigieux ; l'ap-
» pétit étoit irrégulier, les selles très-rares,
» et composées de matière si recuites qu'on
» ne pouvoit la dissoudre ; outre cela elle
» vomissoit régulièrement tous les matins
» comme une eau puante et verdâtre ; elle
» a commencé de prendre les remèdes à

» petite dose, et elle n'a pas tardé à avoir
» des évacuations d'eaux semblables à celles
» qu'elle vomissoit; elle en a augmenté peu
» à peu la dose, un petit mieux s'est fait
» sentir, les jambes se sont désenflées,
» l'écoulement est diminué, et la plaie s'est
» refermée d'un tiers; l'appétit est revenu
» un peu, l'oppression est moins considé-
» rable; mais quelques vomissemens l'ayant
» reprise de nouveau, on a cru devoir en-
» core augmenter la dose des médicamens,
» ce qui ne l'empêche pas de vomir; je
» suis porté à croire que c'est parce qu'elle
» ne boit point assez; elle ne boit chaque
» jour que deux verres tant elle craint de
» vomir. »

On voit que cette malade a réellement
éprouvé du soulagement en recourant aux
remèdes qui avoient guéri deux personnes
atteintes d'accidens, qui reconnoissoient la
même cause, mais qui n'agissoit pas depuis
un temps aussi long.

Ainsi que je l'ai dit au commencement
de cet ouvrage, l'humeur glaireuse n'est
pas dans un état de densité toujours égal;
voilà pourquoi sans doute nos anciens
qui, jusqu'aux *De Sauvages*, aux *Lieutaud*,

aux *Barthès*, ont bien reconnu l'existence de cette humeur et ses effets , ont distingué l'obstruction par ses différens degrés qu'ils ont portés au nombre de trois ; le premier, qu'ils ont nommé congestion , est celui où l'obstruction ne fait que commencer, c'est-à-dire lorsqu'il n'y a qu'un léger gonflement ; dans le deuxième, l'embarras est plus considérable et l'humeur plus épaissie , ils l'ont désigné sous le nom d'obstruction ; dans le troisième, les liquides sont si épaissis que la partie est dure au toucher, c'est le squirre ; il est évident que telle étoit la cause de la résistance de la maladie de cette dame , que chez elle la glaire , qui engorgeoit la presque totalité des viscères du bas-ventre , avoit acquis trop de consistance pour pouvoir être divisée et devenir assez fluide pour être entièrement évacuée par les selles , ou les urines ; elle a été soulagée comme le sont presque toujours, pour un temps plus ou moins long , ceux qui, obstrués au troisième degré , font usage des toniques auxquels on a soin d'allier des purgatifs , pourvu toutefois que leur emploi soit calculé sur les forces du malade.

Si quelquefois les inventeurs qui, plus que personne, doivent savoir ce que peut leur découverte, portent l'enthousiasme ou la condescendance jusqu'à la compromettre, en hasardant des essais que ne peuvent pas entreprendre les personnes qui, tout-à-fait étrangères à la médecine, n'écoutent que leur philantropie; aussi ne saurois-je trop recommander aux médecins, qui veulent faire adopter des méthodes de traitement qu'ils mettent à la portée du public, de ne conseiller que des remèdes auxquels on ne puisse raisonnablement attribuer la continuité ou l'augmentation des maux que l'on ne sauroit guérir; j'insiste d'autant plus sur cette recommandation, que malgré que l'on n'en fasse le plus souvent l'application que sur des malades abandonnés(car telle est la part de ceux qui s'occupent d'agrandir le domaine de la médecine) ils n'en sont pas moins exposés, lorsqu'elles ne réussissent point, à la critique et à la malignité de l'ignorance ou de l'envie.

Treizième Observation.

Il y a, comme on sait, infiniment d'analogie entre les glaires et l'humeur laiteuse : lorsque ces deux humeurs se combinent ensemble, et qu'elles se placent sur les principaux organes de la vie, le danger devient presque toujours extrême, les nerfs s'affectent, le foie s'obstrue, les corps glanduleux s'engorgent, l'estomac perd de ses forces, la malade maigrit, se décolore, et tombe dans une foiblesse telle qu'elle périroit infailliblement, si on ne s'empressoit de porter à la nature des secours propres à évacuer ces humeurs et à restituer à la machine le ton qu'elles lui font perdre avec une promptitude étonnante ; mais comme le danger est en raison du plus ou moins d'importance des parties qui se trouvent attaquées, il sera moins grand, si elles se portent sur le système de la peau ou sur les articulations, que sur les seins, la poitrine, les glandes du mésentère, ou sur les vaisseaux sécrétoires de la bile ; les deux faits suivans confirment cette opinion.

Deux femmes d'un tempérament phlegmatique accouchèrent assez heureusement au

commencement de septembre 1792; mais le
peu de soins qu'on eut d'elles dans un moment où on devoit agir avec le plus de précaution , donna lieu à la répercussion du
cours du lait, qui reflua dans le sang et se
combina avec les glaires, qui se trouvoient
chez toutes deux très-abondantes : il y avoit
déjà six semaines que ces femmes étoient ac-
couchées, lorsqu'on vint me chercher : l'une
avoit une éruption considérable sur toute la
peau ; les articulations étoient très-engor-
gées , mais le pouls étoit très-irrégulier ; le
teint, sans être coloré, étoit bon ; les yeux ,
quoique fatigués , ne présentoient aucun
symptôme inquiétant ; les fonctions se faisoient assez bien , et l'appétit étoit passable :
l'autre avoit une diarrhée qui , depuis trois
semaines , ne lui laissoit pas un seul instant
de repos. Son teint étoit pâle, ses yeux abattus , la poitrine étoit embarrassée ; elle avoit
une toux sèche, l'estomac ne pouvoit plus
rien recevoir ; la région du foie étoit très-
volumineuse et sensible au toucher ; les
jambes et les cuisses étoient d'une grosseur
énorme et œdémateuses, le pouls étoit petit
et foible, tout annonçoit sa fin prochaine :
elle seule n'avoit pas perdu l'espoir : je fis

appliquer des cataplasmes résolutifs sur la
région du foie, et leur fis faire usage de purgatifs doux que je fis étendre dans une décoction légèrement sudorifique, ce qui,
continué pendant un mois ou environ, rendit la première à une santé desirable; mais
l'autre ne devoit pas en être quitte en si peu
de temps. La nature trop foible n'avoit pu
porter à la surface l'humeur morbifique;
les organes les plus nécessaires à la vie ne
pouvoient remplir leurs fonctions respectives; la machine étoit par cela même ap-
pauvrie, il falloit combattre son ennemi
avec beaucoup de prudence; trop d'efforts
dirigés contre lui, comme trop peu, pouvoient le rendre triomphant; l'idée fausse
dans laquelle la crédulité entretient le vulgaire sur le mal que peuvent faire les remèdes qui ont une qualité purgative lorsqu'on a la diarrhée, sembloit faire douter
aux assistans de l'efficacité des moyens que
je proposois. Elle fait continuellement sous
elle, me disoient-ils, comment oserions-nous
encore lui donner des remèdes purgatifs? Je
ne pus m'offenser de ce que ma proposition
avoit paru diminuer la confiance qu'ils m'a-
voient d'abord montrée; ils ignoroient que

les glaires avec lesquelles le lait s'étoit com-
biné, étant la seule cause de l'atonie des
solides et du relâchement du tube intestinal, la diarrhée ne pouvoit se guérir qu'en
les évacuant, et en détruisant la cause qui
les avoit produites ; je m'efforçai de le leur
faire comprendre, et les déterminai à s'en
rapporter à moi, sans pourtant leur faire
espérer du succès ; car la malade étoit si
foible que j'y comptois peu moi-même. Je
lui fis donc continuer les purgatifs doux
unis à des végétaux pris parmi ceux qui
jouissent d'une qualité tonique ; lesquels
agirent avec tant d'effet, qu'au bout de deux
jours, et au grand étonnement de ceux qui
l'entouroient, la diarrhée n'existoit plus,
et que la malade sembloit déjà se trouver
bien de son nouvel état. En effet, dès ce
moment, les forces commencèrent à revenir, elle gagna peu à peu de l'appétit, l'estomac reprit insensiblement son énergie,
ses jambes et ses cuisses désenflèrent chaque
jour, le foie se désobstrua ; les nerfs, qui
étoient grièvement affectés, ne la firent plus
souffrir ; enfin quatre mois s'étoient à peine
écoulés que tout étoit rétabli dans l'ordre
naturel, et la malade rendue à une santé

parfaite dont elle n'a cessé de jouir jusqu'à
ce jour.

Quatorzième Observation.

S....n, aujourd'hui âgé de 60 ans, né
bilieux, avoit, jusqu'en 1793, joui d'une
santé robuste; il avoit alors beaucoup d'embonpoint, le teint frais et coloré, il se plaignoit seulement d'une roideur à la jambe
droite, qui lui étoit survenue à la suite de
vomissemens qu'il avoit eus en revenant
de l'Amérique en France, et d'une légère
affection scorbutique qui se dissipa aisément par l'usage seul d'alimens doux. S....n,
comme un grand nombre d'autres françois,
avoit perdu au-delà des mers toute la fortune qu'il y avoit amassée; il espéroit de
retrouver dans sa famille les moyens de la
réparer, ou au moins de se procurer, par
son travail, de quoi vivre avec quelqu'ai-
sance; mais ceux de ses parens sur lesquels
il comptoit le plus étoient morts victimes
de l'erreur révolutionnaire; il se vit sans
ressource, ce qui lui causa des chagrins qui
chez lui firent d'autant plus de ravages qu'il
étoit forcé de se priver du nécessaire; dès-
lors son teint devint pâle, sa peau sèche

et aride, et son corps s'amaigrit d'une manière effrayante. Néanmoins il se sentoit encore assez de courage pour profiter de l'occasion de faire quelque commerce. En 95, il se procure un peu d'argent, il achète des marchandises, et comme, par un régime meilleur que celui qu'il avoit suivi près de deux ans, sa santé s'étoit un peu rétablie, il entreprit de voyager à pied ; le voilà marchand forain. La marche ne tarda pas à ranimer ses forces digestives qui devinrent telles qu'il mangeoit par jour jusqu'à quatre livres de pain, « ce qui, dit-il dans » son mémoire à consulter, dont cet exposé » n'est qu'un extrait, m'a rendu très-gros » mangeur. » S....n voyagea ainsi pendant trois ans, au bout desquels il rentra bien portant à la capitale ; mais son estomac, habitué à recevoir une nourriture considérable, n'étoit plus secondé dans ses fonctions par la marche de toute une journée, comme il l'avoit été pendant un laps de temps assez long, aussi bientôt les digestions se dérangèrent, et donnèrent lieu à des maux de tête et à des tournoiemens.

Au lieu de reprendre le chemin de la province, S.....n recourut à des médicamens que distribuoit un homme qui, absolument étranger à la médecine, ne pouvoit le plus souvent les appliquer qu'au désavantage des personnes qui croyoient en avoir besoin ; il en prit vingt-huit pintes de suite, il falloit boire la pinte d'une seule fois. A peine eut-il achevé ce traitement qu'il se trouva l'estomac tout-à-fait délabré. Devenu réellement malade, il ne rêvoit que remèdes lorsqu'une femme qui vint le voir une soirée, lui dit que ce n'étoit pas des médecines qu'il lui falloit; qu'elle étoit le meilleur médecin qu'il pût choisir, et elle passa avec lui la nuit entière. Le lendemain, à peine fut-elle sortie que S.....n alla vuider le vase dans lequel cette femme avoit uriné ; quelle fut sa surprise ou, pour mieux dire, sa frayeur, lorsqu'il vit au fond de ce vase, après avoir versé une urine toute trouble, un dépôt blanc et épais, absolument semblable à du lait caillé, dont il auroit rempli une bouteille de demi-pinte. De ce moment il se croit perdu ; *cette femme lui a sans doute inoculé un vice vénérien, il ne voit plus dans ses propres urines que le même dépôt;* il en conçoit un chagrin qui ne va chaque jour qu'en augmentant, et qui influe tellement sur

son physique, que huit jours après il est
atteint d'une fièvre qui ne le quitte qu'au
bout de douze jours ; il sue beaucoup ; mais
sa garde, à qui il a raconté son aventure,
craignant qu'en lui passant elle-même les
chemises dont il a souvent besoin, elle ne
s'expose à être malade comme lui, les lui
jette d'assez loin sur son lit, où elles avoient
le temps de se refroidir avant qu'il pût les
prendre. On conçoit facilement combien
cette appréhension d'une personne dans laquelle il avoit une sorte de confiance, dû
accroître ses inquiétudes et le confirmer
dans l'idée d'une inoculation vénérienne
aussi croit-il ne point échapper à une mort
douloureuse et prochaine ; il regrette toutes
les peines qu'il s'est données pour amasser
de la fortune ; son courage l'abandonne
sa tête se prend, il est anéanti ; ce sont ses
propres expressions. Au bout de quelque
temps, il tombe dans un assoupissement
profond, toujours rêvant à ses malheurs
passés et présens. Cet assoupissement, qu'il
appelle un faux sommeil, dure six mois
dans les trois derniers, le besoin seul de
manger l'en fait sortir, besoin qui lui occasionne un tremblement accompagné de

foiblesse, et qui dure jusqu'à ce qu'il ait pris un peu de nourriture. A peine a-t-il achevé sa soupe qu'il s'assoupit de nouveau. On place devant lui du bouilli qu'il ne voit point ; il faut le réveiller pour le lui faire apercevoir ; lorsqu'il s'agit de se lever de table pour retourner à son domicile, il se redresse avec la plus grande peine. Arrivé, il se jette tout accablé sur son lit, où il reste sans se déshabiller jusqu'au lendemain ; il est si surchargé de glaires, qu'un jour après une colique qui l'oblige à se rouler par terre pendant deux heures, il en rend par le bas assez pour remplir deux vases de nuit ; ces glaires sont mêlées de bile. Il éprouve pendant cinq ans, par l'effet de la suspension des fonctions de la peau, une salivation abondante qui ne lui donne de repos que pendant la nuit ; il ne cesse d'être triste un instant, parce qu'il ne cesse point de songer au virus qu'il croit circuler avec son sang ; lorsqu'il va dans les rues, on le prend pour un homme ivre, et sa préoccupation est devenue si grande, qu'il s'égare dans son propre quartier, à deux pas de sa demeure ; enfin il prend un tel dégoût de la vie, qu'il recherche plusieurs fois l'occasion de la

perdre, non en se suicidant, mais en allant
dans les endroits où on lui assure qu'il existe
des assassins et des voleurs ; toutes les fois
qu'il est arrêté par eux, il espère que ses
peines vont finir. Je ne crois point devoir
entrer ici dans des détails qui seroient plus
propres à figurer dans un roman que dans
un ouvrage de médecine, je me bornerai
actuellement à parler des indications que
je crus devoir être remplies pour le sortir
de sa triste situation.

Cet homme se présenta chez moi au mois
de mars 1808 ; il ne me fut pas difficile de
m'apercevoir à sa manière de s'énoncer qu'il
étoit d'une mélancolie extrême ; il tenoit à
la main son mémoire qu'il avoit écrit, me
dit-il, à plusieurs reprises ; je le lus en sa
présence, et comme malgré sa longueur il
y avoit des omissions essentielles, je lui
fis des questions, et je sus en outre de lui
que depuis quatre ans il lui prenoit, vers
le commencement de janvier, des inquiétudes. morales qu'il ne savoit à quoi attribuer et qui lui faisoient préférer la solitude
à la société et le repos à l'exercice : il étoit
alors occupé d'idées vagues dont il ne pouvoit se débarrasser malgré tous les efforts

qu'il faisoit pour revenir à des idées plus saines ; la peau de ses mains étoit si sèche qu'il étoit obligé de la mouiller pour pouvoir tenir un verre, une bouteille, ou tout autre objet ; qu'aussitôt qu'il mangeoit, sa tête s'embarrassoit davantage, et ses idées en devenoient plus sombres ; que seulement au mois d'avril, il commençoit à transpirer ; que la sueur des pieds se rétablissoit abondamment ; que ses intestins, jusques-là tellement paresseux, qu'il ne pouvoit aller à la garde-robe sans lavement, le devenoient beaucoup moins ; que ses selles et ses urines, toujours chargées d'une matière épaisse et glaireuse, commençoient à devenir claires, quelles l'étoient tout à fait dans les chaleurs de l'été, et qu'il se trouvoit alors en état de reprendre ses travaux.

Je considérai la foiblesse de son estomac, auquel il avoit continué de confier des alimens en quantité bien supérieure à ses forces digestives, comme la cause qui devoit le plus fixer mon attention ; et comme cette foiblesse me parut absolument dépendre d'une humeur glaireuse, qui étoit toujours d'autant plus abondante qu'il transpiroit moins, je crus qu'il convenoit de lui prescrire des purgatifs unis aux toniques, et une boisson sudorifique, qu'il continua de prendre près de quarante jours de suite, après lesquels il s'est trouvé tout-à-fait en état de se livrer, comme autrefois à ses pénibles occupations ; mais malgré cet heureux changement, je ne permis point à S.....n d'abandonner entièrement les remèdes, je lui conseillai de les reprendre de temps à autre. Au bout de deux ans, en 1810, il est revenu me voir pour me dire combien il étoit satisfait des conseils que je lui avois donnés ; depuis son traitement, la transpiration et la sueur des pieds n'avoient cessé d'avoir lieu ; les urines étoient toujours claires, ses selles n'étoient plus glaireuses, il n'éprouvoit plus de tournoiemens de tête, et son ame jouissoit du calme le plus complet.

Quinzième Observation.

De l'Asthme ou de la difficulté de respirer.

Tous ceux qui connoissent les effets de l'air sur les organes de la respiration et l'harmonie qu'il doit établir, savent aussi combien les fonctions de ces organes sont gênées lorsque cet élément ne s'y introduit pas en qualité et en quantité nécessaires, et combien souffrent les personnes qui se trouvent dans cette position ; si elles courent, ou si elles montent vers quelque endroit élevé, la respiration devient pénible. A l'enrouement succèdent une toux et des flatulences dans les parties circonvoisines du cœur, qui rendent la vie insupportable ; elles sont souvent incommodées par des rapports, leur sommeil est difficile et mêlé de songes quelquefois affreux ; la poitrine, toujours opprimée, le devient encore davantage à certains états de l'atmosphère(1) ;

---

(1) Je donne depuis un an mes soins à un imprimeur en taille douce : cet homme, âgé de 5o ans, éprouve des difficultés fréquentes de respirer, particulièrement lorsque l'atmosphère est chargée d'humidité. Quoique d'une constitution foible, il n'auroit peut-être besoin d'aucun remède s'il ne manquoit jamais d'ouvrage : il eut de quoi s'occuper deux mois de l'été dernier ; pendant tout ce temps il n'a éprouvé que peu d'étouffemens : depuis qu'il a achevé ses travaux, il est devenu réellement malade ; sa respiration est fort pénible : au surplus, il se trouve très-soulagé par l'usage des purgatifs et des toniques.

Je traite depuis quelque temps un homme de quasi l'on consulte leur moral, on verra qu'elles ont un dégoût général pour la vie ; que les occupations qui, avant cette maladie, faisoient leurs délices, ne leur paroissent plus qu'un fardeau pesant dont elles voudroient être débarrassées.

Ce ne sont point les seuls symptômes alarmans qui résultent de la pénurie de l'air ou de son altération, leurs effets deviennent plus désastreux par l'abondance de l'humeur qui obstrue les vésicules pulmonaires, ou par le spasme des parties environnantes.

Dans l'etat dont je viens de parler, la vie du malade n'éprouve aucun danger ; aussi l'a-t-on appelé le premier degré de l'asthme :

---

rante ans, qui éprouve des enrouemens accompagnés de difficulté de respirer toutes les fois que la sueur de ses pieds, ordinairement abondante, se supprime ; il fume souvent pour diminuer le volume d'une humeur pituiteuse qui l'étouffe, dit-il, et lui cause des pincemens à la gorge : cette pituite est plus considérable l'hiver que l'été ; il en souffre aussi davantage dans les temps froids et humides, ce qui, d'après ce que j'ai dit jusqu'ici, est aisé à comprendre : c'est un ancien militaire qui a été long-temps obligé de bivouaquer, ce que je considère comme la source de tous ses maux : il est aussi sujet à des rétentions d'urine.

mais il n'en est pas de même dans les second et troisième degrés de cette maladie ; non-seulement l'humeur qui obstrue les canaux aériens rend la respiration difficile ; mais elle empêche aussi la libre circulation du sang ; ce qui fait que, chez quelques sujets, les joues prennent de la couleur et que les yeux sont proéminens, comme si l'on exerçoit une compression sur les vaisseaux du col : ils ronflent tout éveillés ; il en est même dont la voix est si foible et si languissante, qu'on a de la peine à entendre les mots qu'ils articulent ; ils recherchent avec avidité l'air frais et libre ; la campagne et les lieux découverts leur présentent des promenades délicieuses ; ils ne sont jamais bien dans les endroits clos, parce qu'ils ne croient pas y trouver assez d'air. Les deux mains sur les hanches, ils s'efforcent de tenir le col et la gorge dans une situation très-élevée ; ils ouvrent la bouche de toute sa grandeur et ne croient jamais l'ouvrir assez pour aspirer la quantité d'air dont ils croient avoir besoin ; d'autres ont le visage pâle, à l'exception des joues qui sont rouges ; les parties circonvoisines du front et du col sont en sueur, la toux est aiguë et continuelle, on ne crache qu'une petite quantité de matière glaireuse plus ou moins limpide, et dont la froideur est sensible.

Dans l'aspiration, le col se gonfle, les parties circonvoisines du cœur se resserrent, le pouls est fréquent et concentré, les jambes diminuent et s'affoiblissent; quelquefois ces symptômes deviennent plus menaçans; les engorgemens dont j'ai parlé sont si considérables, que le malade a des accès de suffocation semblables à ceux qu'éprouvent les épileptiques; mais comme il n'est point de crises ou d'efforts de la nature qui ne soient autant de combats livrés à l'humeur morbifique, celle-ci perd de sa ténacité, un fluide apporté par l'air qui s'est introduit entre ses molécules, lui fait perdre de sa densité et abandonner une partie où elle devenoit funeste. Aussi voit-on souvent, avec une espèce de surprise, aux accidens qui ont paru mettre le malade dans le plus grand danger, succéder le plus grand calme, les crachats devenir tout à coup plus faciles; et, comme si les canaux s'étoient entendus pour se désobstruer au même signal, toutes les excrétions se rétablir.

On a pensé que la difficulté de respirer

pouvoit être occasionnée par des engorgemens purement sanguins. Je ne partage point
ce sentiment, ce fluide ne peut seul en devenir la cause immédiate ; il ne dilate outre
mesure ses canaux naturels, que parce que
l'humeur glaireuse, ou de la transpiration (1),
dont il se débarrasse difficilement, augmente
son volume. Je desire que cette opinion soit
adoptée par les personnes qui trop souvent
conseillent la saignée dans cette maladie, qui
n'exige, la plupart du temps, que les délayans et les incisifs, comme les fleurs de tussilage, de marrube, de pied de chat, de
bouillon blanc, dont on édulcore l'infusion
avec du miel de Narbonne. Néanmoins, la
difficulté de respirer est aussi quelquefois le
résultat de quelques inconvéniens insépara-
bles des états que l'on fait : des perruquiers,
des tailleurs de pierres, ceux qui réduisent
le plâtre en poussière, deviennent asthma-

---

(1) L'humeur glaireuse est, comme je l'ai dit ailleurs, plus ou moins dense ; il n'est peut-être point de
maladie où cette observation puisse être faite avec plus
d'exactitude que dans l'asthme ; on a donc eu raison de
le distinguer en sec et en humide ; on sait que l'air humide convient dans l'asthme sec, et l'air sec ou vif dans
l'asthme humide.

tiques, parce que l'air porte dans le poumon une matière qui, arrivée à un certain volume, s'oppose à son introduction dans ce viscère; j'ai souvent ouvert, dans les hôpitaux, des ouvriers du genre dont je viens de parler, qui ne devoient cette maladie et la mort qu'à la poussière qu'ils avoient avalée dans l'inspiration. Ainsi que Diemerbroechk, j'ai disséqué des tailleurs de pierres morts de l'asthme, et j'ai trouvé dans les cellules pulmonaires une grande quantité de poussière; les vaisseaux de cet organe en étoient si remplis, que je croyois souvent que mon scalpel pénétroit dans un monceau de sable.

Les personnes qui nettoient la plume peuvent encore devenir asthmatiques en avalant du duvet. Diemerbroechk, que je viens de citer, dit avoir vu mourir de l'asthme un homme qui en étoit tourmenté depuis long-temps : Je trouvai, dit-il, les cellules du poumon pleines de duvet. Les matelassiers, les cardeurs de laine et de coton, en un mot tous ceux qui, par état, travaillent dans un air chargé de poussière, peuvent devenir asthmatiques ; aussi le médecin doit-il avoir égard à la profession des malades, et exiger d'eux, si la chose est possible, de l'abandonner dès qu'ils s'aperçoivent qu'elle peut aggraver leur maladie.

Au reste, si nous en exceptons la difficulté de respirer à laquelle sont exposés les ouvriers dont je viens de parler, et les personnes très-grasses (1), cette affection n'est que le résultat de la transpiration répercutée.

De la Goutte.

On entend en général par goutte, une maladie des jointures avec des douleurs plus ou moins violentes, le plus souvent sans fièvre, ordinairement accompagnée de rougeurs et de tumeurs, quelquefois ni des unes ni des autres.

On a cru devoir donner à cette maladie des noms relatifs aux parties affectées ; ainsi on nomme *chiragre* celle des mains, *go-*

---

(1) Lorsque les personnes grasses et corpulentes se livrent à quelque exercice un peu violent, il résulte une dilatation extrême des vaisseaux, qui rend la circulation difficile dans les poumons, et empêche l'air de s'y introduire en quantité suffisante ; de là l'étouffement qu'elles éprouvent, et qui est même, chez quelques-unes, accompagné de sifflemens.

nagre celle des genoux, et *podagre* celle des pieds. On la nomme sciatique, lorsque la tête du fémur et la cavité cotyloïde de l'os ischium ou leurs parties circonvoisines sont le siége de la matière morbifique (1) les mots *régulière*, *anomale* et *vague* ont aussi servi à désigner celle qui observe de l'ordre dans sa marche, celle qui n'en observe point, et celle dont le paroxisme a lieu sans que l'humeur puisse avoir un siége déterminé.

Quoi qu'il en soit, si la goutte n'est pas toujours la maladie la plus dangereuse, elle est souvent la plus digne de pitié par les douleurs affreuses qu'elle occasionne; ce motif seul doit appeler l'attention de tout homme dévoué par état au soulagement de ses semblables.

Beaucoup d'auteurs ont écrit sur la goutte, et malgré le grand nombre de volumes qu'ils ont laissés sur cette matière, elle n'en reste pas moins couverte d'un voile épais et presque impénétrable. Le célèbre Stalh est, de tous, celui qui paroît avoir le plus appro-

____

(1) On l'a encore nommée *arthritis* ou *maladie articulaire.*

ché de la vérité, en admettant, comme les sources les plus fréquentes de cette maladie, les affections vives de l'ame, telles que le chagrin, la trop longue contention d'esprit et l'abus des plaisirs : il est aisé de sentir que ce grand homme n'a pu adopter une pareille idée que parce qu'il savoit que toutes ces causes agissent toujours en donnant à l'humeur de la transpiration un mouvement rétrograde; que cette humeur est la seule qui puisse se coaguler, et présenter aussi souvent autant d'opiniâtreté à se déplacer, faire acquerir à la lymphe, en s'identifiant avec elle, un caractère dense; qu'elle seule enfin peut obstruer les vaisseaux des articulations, les glandes synoviales, etc. etc., charrier ou retenir avec elle des substances terreuses, gypseuses ou calcaires que l'on découvre par la dissection dans les articulations des goutteux. Stalh n'a donc pu admettre une idée sans l'autre, et je crois devoir être ici l'interprète de ce grand homme.

Mais, comme je l'ai dit plus haut, l'humeur glaireuse ne doit pas toujours son origine à des causes morales, des causes purement physiques peuvent également la produire ; aussi la goutte dépend-elle souvent d'un séjour trop long dans des lieux froids et humides , de la cessation de quelques évacuations habituelles , d'un trop grand usage de bière blanche, de cidre , de limonade , des farineux , etc. , etc.

Les vices dartreux ou psoriques peuvent encore , lorsqu'ils sont répercutés, obliger, par l'irritation qu'ils êxercent , la matière de la transpiration à se porter sur les capsules articulaires ; dans ce cas , ce n'est pas seulement l'humeur glaireuse qui doit le plus particulièrement fixer l'attention du médecin ; il doit encore avoir égard à la nature du vice stimulant ou irritant, qui la fait aborder sur les parties que je viens de nommer ; il sera donc sage de s'assurer , avant de se décider sur les remèdes que l'on devra conseiller dans la goutte, si le principe acide, dont j'ai parlé plus haut, principe sans lequel la matière de la transpiration ne seroit pas réduite en gelée ou glaires , et marcheroit librement vers les voies qui lui sont naturelles, pour s'échapper en vapeurs imperceptibles , doit être considéré comme la cause immédiate de l'abord de cette humeur sur les articulations ; ou si elle y est attirée par un des vices dont je viens de parler , il faudra donc établir un traitement relatif à ces différentes causes , autrement on n'obtiendroit aucun résultat satisfaisant des remèdes , parce que , convenables à certains cas de cette maladie , ils seroient nécessairement contre - indiqués dans beaucoup d'autres.

Des Hémorroides (1).

La sécheresse de la peau , qui est assez manifeste chez la plupart de ceux qui sont

---

(1) Hémorroïdes vient de deux mots grecs, dont l'un signifie sang , et l'autre écoulement. Selon Aëtius, cette maladie a pris le nom d'un serpent nommé Hémorroïs, parce que les morsures de cet animal produisent une hémorragie.

Les hémorroïdes ne sont autre chose que des tumeurs variqueuses, ou le gonflement des veines hémorroïdales. Ce n'est pas seulement dans ces sortes de vaisseaux que le gonflement peut avoir lieu, il peut aussi exister ailleurs. Severinus (*de Recond. absces. nat.* pag. 290) dit avoir vu des hémorroïdes des narines. Quelques praticiens font mention des hémorroïdes de matrice ; Hostius, selon Valentin en a guéri une femme de Francfort.

Helwich prouve dans une longue dissertation insérée dans les Ephémérides d'Allemagne (*Décad. 3 , année*

tourmentés d'hémorroïdes, les pertes san-
guino-glaireuses lorsque les hémorroïdes
fluent, ou des selles en grande partie glaireuses, avec des cuissons lorsqu'elles ne
fluent pas, tels sont les symptômes qui prouvent que cette maladie est le plus souvent produite par une portion plus ou moins considérable de la matière de la transpiration insensible qui, déposée dans les vaisseaux qui
se distribuent à l'extrémité du rectum, les

9 *et* 10, *observ.* 118, *pag.* 208), « que la bouche est
» sujette à des hémorroïdes, qu'on prend, dit-il, pour
» une hémoptysie, parce que le sang qui remplit quel-
» quefois la gorge, et qui sort par la bouche, vient
» d'une veine dilatée dans cette cavité, et ouverte d'elle-
» même, surtout quand cette évacuation n'a point été
» précédée de fièvre, de toux, de vomissement ni de
» mal de tête; cette hémoptysie n'étant qu'un flux de
» sang qui débarrasse les veines variqueuses, doit être
» regardée comme hémorroïdale; le même auteur pré-
» tend encore, dans le même endroit, qu'il est plus
» facile de reconnoître les hémorroïdes de la vessie,
» parce que des vaisseaux hémorroïdaux communi-
» quent avec les veines de cette partie. » On sait en
effet que quelques rameaux de la veine hémorroïdale
externe vont répondre au col de la vessie; aussi ne
suis-je point étonné de voir quelquefois des pissemens
de sang causés par la suppression du flux hémorroïdal.

dilate outre mesure, y gêne la circulation du sang, et le rend, chez beaucoup de sujets, assez âcre, assez corrosif pour ronger le calibre de ses vaisseaux et irriter les nerfs ; de là le flux sanguin et les douleurs souvent excessives qu'on endure quelquefois fort long-temps.

En admettant que l'humeur glaireuse joue le plus grand rôle dans le gonflement variqueux des veines hémorroïdales ; que cette humeur y établit un foyer morbifique ; que c'est elle qui communique au sang plus ou moins de densité, on sera obligé de placer parmi les causes des hémorroïdes, toutes celles qui peuvent donner lieu à la formation des glaires ; et je suis persuadé qu'il n'est aucun praticien un peu attentif qui n'ait observé que lorsque les hommes de lettres, les savans, les personnes qui ont commis des excès dans la masturbation, ou qui ont eu des chagrins vifs, celles qui habitent des pays marécageux, ou qui font un usage trop abondant de la bière blanche, des boissons rafraîchissantes ou acides, des farineux, etc. etc., se plaignent d'hémorroïdes, elles se plaignent également de beaucoup de glaires.

Cette assertion est démontrée par des

exemples trop multipliés pour que j'aie besoin de prolonger cet article par de nombreuses citations ; je me bornerai à deux faits. Le premier est rapporté dans le troisième volume des *Actes de Berlin*, année première, observation 75, page 157. Le second m'est particulier.

Premier Fait.

Un homme de 40 ans, toujours valétudinaire, résolut d'exciter chez lui le flux hémorroïdal; après s'être purgé pendant le mois de mai, les hémorroïdes survinrent ; il en sortit une matière blanche comme le sperme de grenouille, à la quantité de dix livres (1);

---

(1) Il est du caractère de l'humeur glaireuse d'être extrêmement blanche, et elle ne perd de cette couleur qu'autant qu'elle se mélange avec d'autres humeurs, comme la bile et le sang; mais le plus souvent celle qu'on lui trouve appartient à la matière fécale, qui, comme l'on sait, est sujette à bien des variations. C'est cette humeur qu'Hippocrate a désignée par ces mots latins : *pituita alba*, pituite blanche. *Si à pituitá albá occupatoalvi profluvium vehemens accedat, solutio fit.* Hipp. de judicat., page 399.

On l'a comparée, à cause de sa blancheur, à un blanc d'œuf, *clarum ovi.*

cette évacuation l'affoiblit beaucoup ; mais depuis ce moment il reprit sa santé (1).

Second Fait.

Depuis trois ans , M. R.... de B.... étoit tourmenté d'une jaunisse qu'une foule de remèdes n'avoient pu dissiper , ainsi que d'un flux de sang hémorroïdal qui lui prenoit presque tous les mois , et qui duroit quelquefois pendant vingt jours ; il les devoit à un travail pénible de cabinet , par conséquent à une vie sédentaire. Cet Ouvrage lui étant tombé sous la main , il n'hésita point, après l'avoir lu , de rapporter ces accidens à une humeur glaireuse qui , chez lui , étoit très - abondante ; il se détermina à attaquer cette humeur avec les moyens que je conseille aujourd'hui , et telle a été leur efficacité à son égard , que

---

(1) Cette citation eût été plus exacte, si on y eût fait mention des causes qui avoient déterminé les hémorroïdes ; mais je l'ai préféré à d'autres qui auroient eu plus de rapport à cet article, parce qu'en prouvant le fond de la question, elle présente, par la quantité énorme d'humeur glaireuse que rendit le malade, une particularité extraordinaire.

depuis 16 ans, la jaunisse et le flux de sang ne l'ont point du tout inquiété.

On ne peut raisonnablement mettre en question si les hémorroïdes sont une véritable maladie ; on rencontre cependant tous les jours des personnes qui prétendent que leur flux est un bienfait de la nature qu'il faut toujours respecter, et dont la suppression peut avoir les plus grands inconvéniens, mais, comme le dit Hilchen (Tissot, lettre à Zimmermann, pag. 49) : « Que les partisans des hémor-
« roïdes les vantent tant qu'ils voudront,
» qu'ils en élèvent l'utilité jusqu'aux nues,
« quant à nous, nous croyons être en droit
» de les regarder toujours et méritoirement
» suspectes, car le flux hémorroïdal est un
» apanage des santés chancelantes, et ces
» merveilles, que ces médecins hémorroï-
» daux se promettent, ne produisent souvent
» que des effets très-fâcheux. »

Certes si, comme j'ai eu occasion de le dire dans mon Traité de la Gonorrhée bénigne, on supprime le flux hémorroïdal sans précaution, avant d'en avoir combattu la cause et détruit entièrement le foyer, on ne peut s'attendre qu'à des accidens plus ou moins graves ; j'en ai moi - même vu plusieurs exemples ; mais au contraire si , par un traitement méthodique , on commence par attaquer l'humeur qui fait affluer le sang dans les vaisseaux hémorroïdaux , si les remèdes qu'on emploie ont en même temps la faculté de diriger cette humeur sur le tube intestinal, et de l'évacuer par les selles , on n'aura jamais à se repentir d'avoir terminé cet écoulement toujours dangereux dans ses conséquences , parce qu'on n'aura pas à appréhender de métastase ; il est donc bien imprudent de publier que le flux hémorroïdal est une maladie nécessaire.

Si parmi les individus qui ont à se plaindre des hémorroïdes , il s'en trouve d'assez favorisés de la nature pour n'en être point incommodés , beaucoup plus mènent une vie très-malheureuse , et digne de l'attention des médecins qui, loin de les entretenir dans l'idée que cet écoulement les préserve de maladies graves , doivent faire tous leurs efforts pour en détruire le principe. Je sais bien que peu de personnes veulent s'astreindre à suivre un traitement qui ne peut être que long, surtout si les hémorroïdes existent depuis long-temps, parce qu'on ne sauroit trop prendre de précautions pour en combattre la cause et empêcher que les humeurs ne se portent sur des organes essentiels à la vie (1). Aussi est - ce plutôt à l'indocilité et à l'impatience trop ordinaire aux malades, qu'à la crainte de leur nuire, qu'on doit attribuer l'espèce de dégoût que montrent quelques gens de l'art à entreprendre la cure de cette maladie, et qui fait dire à quelques-uns d'eux, que l'on doit bien se garder de supprimer le flux hémorroïdal.

Si les douleurs qu'on éprouve souvent à l'anus et les désagrémens qu'occasionne toujours ce genre d'évacuations n'étoient point des motifs assez puissans pour déterminer les personnes attaquées d'hémorroïdes à s'en débarrasser, elles n'ont qu'à consulter les

---

(1) On lit dans les *Ephém. d'Allemagne*, tom. Ier, an 3, *Obs.* 331, pag. 468, que Sébizius ayant supprimé imprudemment un flux hémorroïdal, en appliquant sur l'anus un emplâtre de tabac, la personne devint scorbutique, et fut attaquée d'une fièvre quarte qui termina ses jours. On lit encore dans les nouveaux journaux d'Allemagne, vol. 2, *Obs.* 168, pag. 428, qu'un tailleur âgé de soixante ans, ayant supprimé ses hémorroïdes, en faisant un usage excessif des narcotiques, mourut de marasme.

ouvrages de ceux qui ont écrit de bonne foi sur cette matière ; elles verront que si des individus ont le privilége de porter la vie fort loin avec cette incommodité, si d'autres sont assez heureux pour qu'elles disparoissent sans le secours de l'art, si enfin il en est chez qui cette évacuation, lorsqu'elle existe depuis long-temps, est aussi salutaire que le vésicatoire qu'on croit devoir établir pour débarrasser le sang d'un vice qui l'affecte, il en est un bien plus grand nombre qui, ayant trop compté sur ces avantages, ont été victimes d'une confiance aveugle dans les ressources de la nature, le plus souvent trop foible pour vaincre un pareil ennemi. Ne sait-on pas d'ailleurs qu'il n'est aucun de ceux qui sont attaqués d'hémorroïdes qu'elles n'exposent à chaque instant à des accidens extrêmement graves? On ne voit que trop souvent des fistules à l'anus en être le triste résultat (1).

---

(1) Hippocrate dit que la suppression des hémorroïdes donne lieu à la *manie*, à l'*hydropisie* et la *phthisie* ; Joubert et Sennert, à l'*épilepsie*, à l'*ictère*,

Quels sont les gens de l'art un peu versés dans la pratique de la médecine, qui n'ont pas observé que la moindre erreur dans le régime, un chagrin vif, une passion violente, comme la colère, surtout le passage d'une atmosphère chaude dans une atmos-

---

à la *fièvre quarte*, à la *dyssenterie* et à la *strangurie*; Amatus Lusitanus, à l'*hémoptysie*; Monavius, à la *goutte*, et des *tumeurs à la rate*; Paré, à la *gale*, à *des ulcères corrosifs et à des fistules*. Un homme, dit Huner-Wolffius, *Eph. germ.* déc. 2, an. 1, *Obs.* 119, pag. 193, avoit des hémorroïdes qui fluoient dans un temps réglé; toutes les fois qu'il commettoit quelques erreurs dans le régime, elles se gonfloient extraordinairement; son remède étoit alors d'y appliquer une figue broyée avec le miel rosat, de frotter ensuite la partie avec un morceau de drap rude pour ouvrir les veines; mais un jour un barbier les ayant ouvertes, il en sortit une si grande quantité de sang, qu'il en perdit les forces, et éprouva les douleurs les plus violentes; il fallut avoir recours aux astringens qui, en arrêtant le sang, arrêtèrent aussi l'humeur dans les vaisseaux hémorroïdaux, dont le calibre fut rongé, et il en résulta un ulcère fistuleux. Huner-Wolffius assure que ce ne fut pas le seul accident; car l'acrimonie s'étant communiquée au cerveau, le malade fut attaqué d'une épilepsie, dont les accès revenant tous les jours, lui laissoient à peine trois heures d'intervalle, et le firent mourir à la fleur de son âge.

phère froide et humide, peuvent rendre l'humeur morbifique beaucoup plus maligne, et occasionner son transport sur des parties où les ravages qu'elle commettra seront beaucoup plus prompts et beaucoup plus dangereux qu'à l'extrémité du rectum ?

On m'objectera sans doute que toutes les fois qu'on a essayé de guérir les hémorroïdes, quelques jours après se sont déclarées, soit des douleurs à la tête, soit des esquinancies, soit des maladies de poitrine, soit enfin la cardialgie (1) avec des engorgemens rebelles dans les viscères du bas-ventre ; ces faits sont incontestables, mais ils prouvent en général un défaut de méthode dans la manière de traiter cette maladie et non l'obligation de la laisser subsister.

Je le répète, la guérison des hémorroïdes ne peut être dangereuse, si les remèdes sont pris parmi ceux qui ont la faculté de combattre avec succès l'humeur qui fait affluer le sang dans les vaisseaux hémorroïdaux et de l'évacuer par les selles, parce qu'alors il est impossible qu'il en résulte le moindre accident. Mais quoique l'humeur glaireuse

____

(1) Douleur au creux de l'estomac.

doive être regardée comme la principale cause de la formation des hémorroïdes, et qu'elle soit très-acre chez quelques sujets, et même corrosive chez d'autres, ce qui la rend capable d'établir un foyer d'irritation très-actif, il peut arriver souvent néanmoins qu'elle n'ait qu'une influence secondaire, et qu'elle soit elle-même attirée sur l'extrémité du rectum par l'action stimulante d'un vice qui lui seroit absolument étranger ; dans tous ces cas, il faut s'occuper de l'évacuer ; mais on ne feroit que pallier le mal, si l'on n'avoit pas égard aux circonstances qui ont précédé les hémorroïdes ou qui les accompagnent ; il est donc nécessaire de s'assurer, avant de conseiller des remèdes, si elles appartiennent uniquement au transport spontanée de la matière de la sueur ou de la transpiration insensible sur le rectum, ou si elles ne seroient point l'effet d'un vice étranger à cette cause, comme les vices connus sous les noms de psorique ou galeux, dartreux et scorbutique (1).

---

(1) Ces vices étant ceux qui forment souvent cette complication, je donnerai à la fin de cet Ouvrage la description de leurs caractères particuliers.

L'épilepsie qui est déterminée par des causes morales doit être considérée comme une affection glaireuse.

Quoique plusieurs des faits que je vais rapporter se trouvent consignés dans mon Traité sur l'Epilepsie (1), j'ai cru devoir leur donner une nouvelle place dans celui-ci ; 1°. parce qu'ils sont très-propres à étayer la théorie qui y est contenue ; et 2°. parce que le nombre des personnes qui se trouvent dans le cas de se le procurer, est beaucoup plus grand que celui que peut intéresser la lecture d'un traité sur le Haut-mal.

De l'Epilepsie occasionnée par des chagrins vifs.

Si, de même que je l'ai dit au commencement de cet ouvrage, lorsque l'ame éprouve les peines vives, des affections extraordinaires capables de faire éprouver au cœur des contractions longues et fatigantes, il s'établit un foyer d'irritation vers lequel la matière

______

(1) De l'Epilepsie en général , et particulièrement de celle qui est déterminée par des causes morales. Un vol. in-8°.

de la sueur ou de la transpiration insensible est forcée de se porter, on ne pourra point admettre d'autre cause immédiate de l'épilepsie que l'humeur glaireuse, surtout lorsque cette maladie aura commencé pendant qu'on est accablé de chagrins, ou à la suite, et que quelque temps après la peau devient sèche et l'estomac se dérange; aussi ne doit-on pas être surpris qu'un grand nombre d'observateurs citent des faits à l'appui de ce sentiment.

M. Chomel, médecin célèbre de la faculté de Paris (1), dit avoir traité une femme de vingt-huit à vingt-neuf ans chez qui cette maladie reconnoissoit pour cause de violens chagrins qu'elle avoit été forcée d'étouffer; cette femme commença à être tourmentée de migraines qui duroient vingt-quatre heures, et auxquelles succédoit un vomissement de sang épais et noirâtre, sans effort et sans toux; la crise se terminoit par une foiblesse et un évanouissement. Cette situation, qui fut la même pendant deux années, ne l'empêcha point d'avoir deux enfans. Vers le

____

(1) Membre de l'Académie royale des Sciences.

dernier temps de la grossesse, elle étoit plus sujette au vomissement de sang, toujours précédé d'une douleur vive dans la région du foie. En 1733, les chagrins redoublèrent, ce qui aggrava les accidens : il survint une jaunisse ; mais les accès étant venus quelque temps après, et la malade étant tombée dans l'évanouissement, on s'aperçut qu'elle étoit couverte d'une *sueur épaisse*, les linges dont on l'essuya furent teints, dans l'instant même, d'une couleur safranique. La jaunisse se dissipa, ce qui fit croire *avec raison*, à M. Chomel, que l'épilepsie qui n'en fut pas détruite pour cela, étoit occasionnée par la bile arrêtée dans le foie, laquelle par son âcreté irritoit le genre nerveux ; les accès commençoient par des convulsions si fortes, que la tête étoit retirée sur l'épaule droite, ainsi que le bras du même côté, l'épine du dos courbée en arc ; la malade crioit qu'on lui tirât les jambes et le bras droit ; mais, comme dans la plupart des maladies convulsives, la force des muscles étoit presque insurmontable, les convulsions auxquelles les vomissemens succédoient, se terminoient par l'évanouissement ; la crise passée, la malade se relevoit sans se ressouvenir le plus souvent de ce qu'elle avoit souffert ; elle reprenoit son train de vie ordinaire , quoique fort languissante et fort abattue.

« Un de nos plus grands médecins, dit
» M. Chomel, la voyoit ; mais la guérison,
» qui ne pouvoit être que fort lente, n'al-
» lant pas assez vîte à son gré, elle se mit
» entre les mains d'un homme qui promit
» de la guérir en peu de temps ; elle n'eut
» pas plutôt pris ses remèdes , que les con-
» vulsions augmentèrent, et se firent sentir
» dans tous les viscères du bas-ventre, avec
» des douleurs très-aiguës qui se communi-
» quoient jusqu'à la tête ; la malade étoit
» pendant des demi-heures sans rien voir.
» Au lieu de ses vomissemens ordinaires ,
» et lors même qu'ils arrivoient, il lui sor-
» toit souvent une grande quantité de séro-
» sité sanguinolente , tantôt par le bout du
» sein droit, tantôt par le nombril et par
» l'ouraque qui se r'ouvroit, et alors la sé-
» rosité avoit une forte odeur d'urine. Ces
» convulsions, toujours affreuses, et ces
» sortes d'évacuations revenant deux fois
» par jour, la malade tomba dans un état
» qui ne laissoit presque plus d'espoir ,
» lorsque M. Chomel, qui appela pour con-

» seil M. Astruc, la vit pour la première
» fois ; c'étoit en décembre 1733. Ces deux
» savans la trouvèrent dans le commence-
» ment d'une grossesse, ce qui les étonna
» fort : néanmoins, avec leurs soins, sa
» santé devint beaucoup meilleure : il n'y
» eut qu'un accident de remarquable dans
» le troisième mois de la grossesse, ce fut
» un vomissement accompagné de tant d'ef-
» forts, qu'il sortit par le nombril une once
» et demie de sang épais et caillé. Au mois
» d'août, elle accoucha d'un enfant très-
» sain, contre l'attente de tout le monde ;
» elle a eu pendant près de deux ans une
» santé assez chancelante ; le moindre cha-
» grin lui causoit des évanouissemens épi-
» leptiques ; les lavemens et les plus légers
» purgatifs lui donnoient des convulsions ;
» mais elle n'avoit pas ses anciennes éva-
» cuations extraordinaires (1). »

Tissot fait mention d'une femme devenue
épileptique à la suite d'un violent chagrin ;
elle en avoit un toutes les fois que quelque
chose lui faisoit de la peine (2).

______

(1) Acad. hist. 1732, pag. 49, art. 7.
(2) De l'Epilepsie, pag. 61.

Quinzième Observation.

M. S..., actuellement âgé de soixante-quatre ans, étoit épileptique depuis douze ans; tout avoit été mis en usage pour le débarrasser de cette maladie, jusqu'au moment où il me consulta; c'étoit au mois de décembre 1789 : comme il la devoit à des chagrins vifs et à une très-grande application à l'étude, et que d'ailleurs l'humeur glaireuse étoit chez lui fort abondante, j'espérai obtenir quelques succès en attaquant cette humeur, que je considérai comme la cause immédiate des accidens qu'il éprouvoit; ses crises se répétoient plus de deux fois par mois et duroient souvent trois ou quatre heures; je crus devoir prendre à son égard un ton d'assurance que je n'avois jamais avec ceux qui l'entouroient; je lui promis sa guérison, en lui témoignant le desir que j'aurois de voir la fièvre venir au secours de la nature; je lui citai à ce sujet cet aphorisme d'Hippocrate, *affectus nervorum febris sanat.* Cette idée lui parut si extraordinaire, que malgré que je le visse tous les jours, il ne me parloit plus de son traitement, peut-être n'en eût-il jamais été question, si une fièvre d'un caractère malin ne se fût manifestée quinze jours après. Ce fut alors que se rappelant ce que je lui avois dit dans notre premier entretien, il me pria de lui donner mes soins, et me témoigna une confiance sans bornes. Je fus on ne peut mieux secondé, mon malade eut plusieurs jours de suite la fièvre, dont les effets salutaires, joints à ceux que produisirent nécessairement des purgatifs unis à des toniques dont je lui fis faire un usage presque journalier pendant six semaines, contribuèrent beaucoup à détruire le foyer morbifique et à donner à l'humeur glaireuse la fluidité convenable à son évacuation, soit par la peau, soit par les selles. Quoique depuis ce traitement il n'ait point été exempt d'inquiétudes très-vives pendant le cours de la révolution, il n'a pas eu la plus légère atteinte d'une maladie dont il ne croyoit jamais pouvoir se débarrasser. Ainsi nous apprîmes, par notre propre expérience, que la fièvre opère dans certains cas, comme dans l'épilepsie, une crise très-avantageuse. Le tempérament de ce malade étant appauvri depuis long-temps, j'avois les plus grandes précautions à prendre, aussi ne le quittois-je guère; je me fis faire un lit dans sa chambre, afin d'observer davantage et lui porter des secours en cas de besoin. Pendant vingt jours, il me fut impossible de reposer une heure de suite, non qu'il fût violemment agité, comme j'aurois pu m'y attendre, mais par les cris plaintifs et soutenus qu'il faisoit: son sommeil n'en étoit point interrompu, et, de son aveu, il n'a eu à se plaindre, pendant tout le.cours de son traitement, que de coliques légères qui commençoient un instant avant d'aller à la garde-robe, et qui finissoient avec l'évacuation; ses selles et ses urines extrêmement noires et char- gées de matières épaisses et gluantes, me confirmèrent dans l'opinion que j'avois tou- jours eue que l'épilepsie, ainsi que bien d'autres maladies du même genre, recon- noissent pour cause immédiate, lorsqu'elles sont déterminées par des affections morales, une humeur glaireuse qui parfois se résout dans la masse des liqueurs et circule avec elles (alors le malade est tranquille), et par fois se dépose en plus ou moins grande quantité sur l'organe où une affection vive de l'ame et de la nature de celles qui déterminent la systole du cœur (1), a établi un foyer d'irritation ; ce qui nécessite la crise.

Seizième Observation.

J'ai donné, il y a quinze ans, avec le même succès, mes soins à un épileptique âgé de trente ans, et d'un tempérament sanguin, qui devoit à la même cause les accès d'épilepsie dont il étoit attaqué. Le sujet de son chagrin fut de voir une demoiselle qu'il aimoit tendrement, donner la préférence à son rival. « A peine eus-je appris , me dit-
» il, l'infidélité de celle qui se disoit mon
» amie, que je sentis à la région du cœur,
» et principalement à la fosse de l'estomac,
» un malaise inexprimable : tous mes sens
» se troublèrent : un bouleversement géné-
» ral dans toute la machine ne tarda pas
» à se déclarer ; ma bouche devint pâteuse,
» et je ressentis un froid égal à celui que
» j'ai éprouvé quelquefois au commence-
» ment des accès de fièvre. C'étoit peu de
» temps après le dîner, que j'appris cette
» nouvelle affreuse pour un homme sensi-

____

(1) Qui serre le cœur.

» ble ; j'avois eu jusque-là beaucoup d'ap-
» pétit ; mais mon estomac se trouva tout
» à coup si dérangé, que , malgré les efforts
» que je fis pour prendre quelque nourri-
» ture , il ne voulut rien recevoir. Je ne
» saurois vous peindre la situation de mon
» ame , pendant quinze jours que je ne pus
» me confier à personne , et après lesquels
» arriva le premier accès de ma triste ma-
» ladie ; il y a actuellement six ans que j'ai
» à m'en plaindre ; cependant je dois vous
» dire qu'elle m'a laissé pendant ce laps de
» temps des intervalles assez longs ; je les
» ai attribués , depuis que j'ai lu votre Traité
» des Glaires , à des diarrhées glaireuses que
» j'éprouvois par le seul bienfait de la na-
» ture. Ce qui a achevé de me convaincre
» que les glaires étoient la cause immédiate
» de ma maladie , c'est que, depuis huit
» mois que je n'ai point eu de ces sortes
» d'évacuations, j'ai eu des accès violens. »

J'ai été consulté, il y a quelques années ,
par une dame âgée de trente-six ans , dont
le tempérament étoit sanguin : après avoir
pleuré pendant plusieurs jours la perte d'un
fils qu'elle aimoit tendrement , elle sentit
peu à peu ses forces s'épuiser ; son teint ,

qui avoit des couleurs assez vives, les perdit insensiblement ; sa peau devint sèche , son estomac s'affoiblit , elle n'eut plus d'appétit , ses nerfs s'affectèrent et les glaires se présentèrent en abondance dans ses selles et ses urines ; cette femme , auparavant assez courageuse , étoit devenue si timide , qu'un enfant lui auroit imposé ; elle fit part de l'inquiétude que lui occasionnoit sa situation à un médecin , qui lui ordonna des remèdes dont elle commençoit déjà à éprouver des effets satisfaisans , lorsqu'effrayée des propos injurieux d'un homme ivre , elle eut, trente minutes après , un accès d'épilepsie des plus violens dont je ne vis que la fin ; elle en eut le lendemain un second en ma présence , mais beaucoup moins violent et qui ne dura pas plus de huit minutes.

Pour s'opposer au retour des accès, il falloit empêcher le foyer d'irritation de se fortifier et en détourner au plus vîte l'humeur glaireuse dont ses selles et ses urines paroissoient beaucoup moins chargées qu'à l'ordinaire; quoiqu'elle fût très-foible, je me décidai à la purger le même jour , elle obtint dans la nuit quatre évacuations presqu'entièrement glaireuses et qui débarrassèrent

tellement son estomac, que dès le lendemain l'appétit fut sensiblement meilleur,
la digestion un peu moins lente, et que des
mouvemens de spasme qui, depuis vingt-
quatre heures, paroissoit attaquer sans discontinuer toutes les parties de son corps,
étoient presque entièrement dissipés; aussi
crus-je devoir en conclure qu'il n'y avoit
plus à craindre le retour des accès. Néanmoins je conseillai à cette femme de se purger de temps à autre pendant un an ; elle
a continué depuis de se porter aussi bien
qu'avant la perte de son fils.

Il me seroit facile de citer d'autres faits,
pour prouver que l'épilepsie peut être causée par un chagrin vif et concentré ; mais
dans la crainte de fatiguer l'attention du
lecteur, je m'en tiendrai à ceux que je viens
de rapporter, pour passer sur-le-champ aux
faits relatifs à la trop grande contention
d'esprit.

De l'Epilepsie occasionnée par la trop grande contention d'esprit.

J'ai dit également, au commencement de
cet Ouvrage, que toutes les fois que l'ame
étoit extrêmement occupée, même d'objets

qui ne lui déplaisoient pas , toutes les forces physiques se réunissoient au foyer établi par l'attention soutenue , et qu'il en résultoit une foiblesse dans toutes les parties de l'organisation. J'ai dit encore que si la contention étoit trop long-temps prolongée , l'organe qui en étoit le siége, et qui pouvoit être la plupart du temps un des plus essentiels à la vie, accablé par le poids, souvent énorme , d'une portion de la matière de la transpiration insensible qui lui étoit apportée peu à peu par les fluides forcés de suivre la direction du foyer irritant , se démunissoit de la force réactive , qu'il ne pouvoit , par conséquent , donner à cette humeur le degré d'impulsion dont elle a besoin pour reprendre son cours ; il est donc facile de concevoir, d'après cela , comment, toujours accompagnée d'un principe acide , elle peut , en agaçant les nerfs du foyer même où elle se réduit en gelée , devenir la cause des accès d'épilepsie. Aussi doit-on ajouter foi à ceux des auteurs qui ont assuré que cette maladie étoit souvent due à la trop grande application de l'esprit. Galien assure qu'en rétablissant l'estomac entièrement délabré d'un jeune grammairien , il le guérit d'une épilepsie dont il avoit des accès toutes les fois qu'il pensoit fortement, qu'il enseignoit avec contention d'esprit, ou qu'il lui prenoit des accès de colère.

Si l'on en juge par le traitement qu'ordonna Galien, on verra qu'il ne reconnoissoit pour cause immédiate de la maladie de ce jeune homme, qu'une humeur pituiteuse ou glaireuse.

« Il y avoit déjà trois mois que je n'a-
» vois eu de crise, m'écrivoit, il y a quel-
» que temps, un de mes malades, et je
» croyois toucher à ma guérison, lorsqu'à
» la suite d'une application longue et opi-
» niâtre à un sujet difficile, je me suis vu
» atteint d'une nouvelle crise, beaucoup
» moins forte à la vérité que les précédentes,
» mais qui ne m'a pas moins convaincu que,
» pour guérir, il falloit vivre dans l'insou-
» ciance ».

Ce malade, d'un tempérament pituiteux, et par conséquent l'un de ceux qui, comme je l'ai dit ailleurs, sont les plus disposés à cette espèce de maladie, en étoit attaqué depuis cinq ans : il n'avoit cessé, jusqu'à l'époque où il me consulta, d'avoir des crises tous les huit à dix jours, et quelquefois à des intervalles moins éloignés ; il y avoit déjà trois mois qu'il étoit évacué tous les jours une ou deux fois ; ces évacuations ne l'avoient aucunement fatigué , j'avois reconnu que cette épilepsie dépendoit d'une affection de l'ame ; je supposois sa guérison bien avancée ; et j'étois d'autant plus porté à le croire , que sa peau, devenue sèche, avoit repris son ancienne douceur, et que son caractère , mélancolique depuis sa maladie , commençoit à redevenir accessible à la gaîté ; mais, sans doute, que le foyer morbifique n'étoit pas entièrement détruit, quoique les humeurs eussent contracté depuis trois mois l'habitude de se porter sur le tube intestinal : je craignois bien que cette rechute ne reculât de beaucoup sa guérison ; heureusement ma crainte ne s'est point réalisée ; le malade jouit aujourd'hui d'une santé parfaite , ainsi que me l'a mandé, il y a peu de jours, un de ses parens.

Je reçus il y a quelque temps un mémoire à consulter que je crois devoir placer ici ; il m'est adressé de la Rochelle par le médecin du malade qui en fait le sujet.

« M. B. âgé de vingt-cinq ans , avoit passé

tout le temps de sa vie sans nulle incommodité ; dans son enfance il avoit eu beaucoup
de mal à la tête et au derrière de ses oreilles, ce qui l'avoit tellement purgé, qu'il
étoit devenu très-robuste. On le mit de très-
bonne heure dans différens colléges, et notamment dans celui de Saintes, où il resta
jusqu'à l'âge de seize ans sans éprouver
d'autre maladie que la fièvre réglée qu'il
avoit ordinairement chaque année vers le
mois d'août ; pendant ses études, qu'il suivit avec beaucoup de succès, sa santé ne fut
jamais altérée ; à l'âge de seize ans, il rentra
dans ses foyers, où il passa une année entière dans un parfait repos : depuis il s'a-
donna à l'étude des mathématiques, et en
suivit les différens cours, soit à Agen, soit
à Bordeaux, sans éprouver la plus légère
indisposition ; quoique les alimens de première nécessité fussent devenus très-rares,
et qu'il fût obligé de vivre, dans les différentes pensions où il se trouva, de légu-
mes, patates, cochon, etc., nourriture à
laquelle il n'étoit pas accoutumé ; il n'en
éprouva que beaucoup d'échauffement. Pendant les vacances qu'il passa chez lui, on
lui fit prendre une grande quantité de la-

vages rafraîchissans ; naturellement bilieux, il avoit à cette époque la langue chargée et extrêmement jaune. Ce jeune homme prétendoit avoir un besoin extrême d'être purgé ; mais comme il étoit de très-bon appétit, on ne le jugea pas nécessaire ; il se rendit à Bordeaux en octobre 1794, pour subir les examens qui devoient avoir lieu pour l'admission des élèves à l'Ecole Polytechnique ; il travailla nuit et jour en attendant l'ouverture des examens, et passa même quatre nuits entières sans se coucher ; il se crut bien payé de ses peines, puisqu'il fut admis, et que l'examinateur et les différens commissaires rendirent de lui les témoignages les plus flatteurs ; enorgueilli de ses premiers succès dans une carrière aussi épineuse, il voulut continuer de travailler avec une application si forcée, qu'il ne se donnoit pas le temps de prendre le moindre délassement ; il travailla au moins huit heures par jour pendant deux mois consécutifs.

» Devant partir pour Paris pour aller occuper la place qu'il avoit obtenue à l'Ecole, il revint chez ses parens pour prendre congé d'eux ; pendant son voyage il eut beaucoup de maux d'estomac, et finit par se trouver mal ; un de ses amis, qui étoit avec lui dans la voiture, crut qu'il s'amusoit ; il le secoua, et il revint à lui ; il avoit resté un quart d'heure sans connoissance : étant revenu à lui, son ami l'engagea à descendre de voiture, ce qu'il fit ; après avoir marché, il fut entièrement remis : il ne fut nullement surpris de cet accident, parce qu'assez ordinairement la voiture lui faisoit cet effet ; il passa quinze jours chez lui en bonne santé ; il est naturellement très-vif, gai, et fort occupé de ses plaisirs. Un matin, en déjeunant, il se trouva mal ; il tomba comme un bâton, de sa hauteur, sans avoir ressenti aucun mal ; il s'écrasa la figure, se mordit la langue, et resta sans connoissance pendant une demi-heure. Revenu à lui, il ne ressentit d'autre mal qu'un grand étourdissement ; ses parens crurent, ainsi qu'un médecin qui fut appelé, que c'étoit l'effet d'une indigestion ; on fit prendre au malade beaucoup de thé, et on le tint à la diète toute la journée qu'il passa très-bien ; le soir, ayant voulu lire, il éprouva une autre attaque semblable à celle qu'il avoit eue le matin, ce qui effraya beaucoup ses parens : on alla chercher deux médecins

qui ordonnèrent un bain de jambes, des
lavemens et enfin trois grains d'émétique,
le malade vomit très-peu et passa assez bien
la nuit; le matin on lui donna un purgatif;
demi-heure après qu'il l'eut pris, il éprouva
une autre attaque, mais qui fut moins forte
que les précédentes. Dans ses différens accès, il tordoit les bras, mordoit sa langue,
et avoit même un peu d'écume sur la bouche; il fut purgé quatre fois, rendit beaucoup de glaires, et il se trouva parfaitement
rétabli, après avoir resté un mois entier
chez lui sans éprouver le plus léger symptôme, il résolut d'entreprendre son voyage;
il étoit si impatient de se rendre à Paris,
que ses parens cédèrent à ses instances. Les
officiers de santé jugèrent qu'il n'avoit plus
rien à craindre; il partit donc, fit toute la
route en très-bonne santé, et a passé trois
mois à Paris, suivant avec exactitude les
cours de l'Ecole Polytechnique; vers la fin
de mai dernier, il se trouva occupé par une
sombre mélancolie : il disoit à ses parens,
dans une lettre qu'il leur écrivoit à cette
époque, *qu'il ne voyoit plus la nature qu'à
travers un crêpe funèbre.* Ayant veillé une
nuit pour lire, il tomba la tête sur le par-

quet, il eut un accès très-violent ; son ami ; qui étoit au lit , voyant qu'il ne se couchoit pas, se leva et le trouva dans cet état ; il employa tous les moyens qui furent en son pouvoir ; le jeune homme revint enfin , se coucha et dormit d'un sommeil très-tranquille ; le lendemain, en se levant, il étoit d'un rouge pourpre, il avoit les cheveux hérissés et étoit entièrement défiguré ; il eut encore un accès dans le cours de la journée ; plusieurs médecins très-instruits de la capitale ont entrepris infructueusement sa guérison ; ses crises ont lieu jusqu'à deux et trois fois par mois. »

Je possède beaucoup d'autres mémoires dans lesquels il est question d'épilepsies que l'on croit devoir attribuer à des travaux forcés de l'imagination ; dans tous on se plaint d'avoir la peau sèche , l'estomac plus ou moins délabré et beaucoup de glaires.

De l'Epilepsie occasionnée par la peur.

Si l'on fait attention à ce que j'ai dit des effets de la trop grande contention d'esprit, on verra que ceux de la peur, qui de toutes les causes morales capables de donner lieu

à des accès d'épilepsie, est la plus multi-
pliée, doit offrir les mêmes résultats; que
le cœur se resserre et qu'il s'établit également un foyer d'irritation qui force l'humeur de la transpiration à s'y porter; que
cette humeur toujours irritante peut, en
agaçant les nerfs de l'organe même où elle
se réduit en gelée, mettre en convulsion
tous ceux qui entrent dans la constitution
de la machine animale, et occasionner des
accès d'épilepsie; mais si dans le premier
cas ces accès n'ont lieu qu'au bout d'un
certain temps, dans le dernier ils se présentent avec la plus grande promptitude;
l'éclair n'a pas plus de rapidité, et l'on
conçoit difficilement qu'une personne jusque là bien portante soit renversée comme
d'un coup de foudre à l'aspect d'un objet
quelconque qui la surprend par son apparition inopinée.

Il y a quinze ans que j'ai failli me noyer,
m'écrivoit, en décembre 1796, un habitant
de Montpellier; j'éprouvai, comme bien
vous pensez, une grande frayeur; c'est depuis ce temps-là que j'éprouve des accès que
l'on dit épileptiques, ils ont lieu tous les
commencemens de lune; toutes les fois que

j'en ai, il me descend des glaires et des eaux du cerveau sur la poitrine, tous mes nerfs se roidissent, je perds toute connoissance, une écume me sort par la bouche.

M. Amet, officier de santé, demeurant à Avignon, a vu une fille âgée de vingt ans éprouver depuis six ans des accès d'épilepsie, dont il croit que la cause immédiate est une humeur glaireuse : confiée, à l'âge de quatorze ans, à un homme qui s'étoit chargé de la conduire de Toulouse à Avignon, elle se trouva avec cet homme dans une position alarmante pour sa pudeur ; elle eut la force de résister ; mais son ame en fut péniblement émue ; elle n'éprouva rien d'affligeant que trois mois après qu'on reconnut l'épilepsie.

Les accès arrivoient au nombre de trois par mois, et avoient lieu au renouvellement, au plein et au déclin de la lune.

J'ai été consulté, il y a environ six mois, pour deux jeunes gens de Grenoble ; le premier, épileptique depuis l'âge de onze ans, a été sujet, dès sa plus tendre enfance, à des convulsions qu'on attribua aux vers, et qui étoient toujours suivies de violens accès de fièvre ; doué d'un caractère très-sensible et d'une délicatesse de nerfs excessive, il fut de tout temps extrêmement craintif, et pâlissoit à la vue d'une arme à feu et de l'eau ; ce qui fit croire que la frayeur seule, et surtout celle de l'enfer, dont un confesseur fanatique le menaçoit souvent, a produit l'état malheureux dans lequel il languissoit, et qui a dégénéré depuis six ans en une espèce d'imbécillité qui l'a totalement privé de sa mémoire ; les médecins qui avoient lu mon Traité sur l'Epilepsie, pensèrent que l'humeur glaireuse étoit la cause de ces crises, parce que, dans les plus grandes chaleurs, il ne transpiroit pas, et que si dans cette saison sa peau devenoit douce et humectée, elle l'étoit abondamment et seulement à la suite de plusieurs accès (ce qui n'est point la transpiration insensible) ; que ses excrémens étoient toujours couverts de pellicules glaireuses ; que son estomac digéroit mal, surtout lorsque sa maladie vouloit lui reprendre ; qu'enfin, l'odeur aigre, dont je parle dans le même ouvrage, étoit si fortement répandue dans son appartement, que l'on n'a jamais pu parvenir à l'en chasser.

Le second n'avoit rien éprouvé jusqu'à l'âge de quinze ans et demi ; on s'étoit seulement aperçu qu'il frémissoit toutes les fois qu'il voyoit tomber son frère, et depuis dix-huit mois seulement il avoit eu sept accès. Ceux qui ont observé ce jeune homme et qui l'ont questionné, ont appris de lui que la crainte que lui avoit inspirée pour lui-même l'état de son frère, étoit la seule cause de sa malheureuse situation. Néanmoins son physique ne paroît pas avoir autant souffert que celui de son frère, et les seuls signes qui annoncent la présence de l'humeur glaireuse, sont des vers qui le tourmentent assez souvent ; il est vrai de dire que les travaux pénibles de la campagne auxquels il s'est livré par goût, et qui lui ont procuré des sueurs abondantes, contribuent beaucoup à la diminution de cette humeur ; je suis même persuadé que sans ces sueurs, il auroit été bien plus tôt attaqué de cette maladie.

Dans un mémoire à consulter que m'a adressé M. Roger, officier de santé à Loches, département d'Indre et Loire, il est question d'un jeune homme de trente-trois ans, devenu depuis deux ans épileptique à la suite d'une frayeur occasionnée par la crainte de perdre la vie ; trente voleurs, est-il dit dans ce mémoire , tentèrent de s'introduire chez lui vers minuit ; comme ce jeune homme étoit receveur des douanes, ils lui supposoient de l'argent : toutes leurs tentatives furent inutiles, et pour cette fois-là ils se bornèrent à quelques coups de fusil qui l'effrayèrent beaucoup , mais qui ne produisirent dans son physique aucune altération sensible. Il n'en fut pas ainsi un an après ; les mêmes voleurs trouvèrent le moyen de s'introduire chez lui ; après avoir tiré plusieurs coups de fusil, ils le saisirent au collet et le menacèrent de le tuer , s'il ne leur remettoit le montant de sa recette ; comme il s'y refusoit toujours, il se vit près de périr ; néanmoins ils se contentèrent de forcer la serrure de son bureau , et d'y enlever tout ce qu'ils trouvèrent d'argent. Moins heureux que lors de sa première surprise, il éprouva à l'instant un malaise qui fut suivi, un mois après , d'une épilepsie dont les crises sont depuis ce temps devenues très-fréquentes ; le malade ne transpire aucunement, et son estomac se trouve surchargé de glaires qui le suffoquent ; il est également dit dans ce mémoire, que ce malade se livre souvent à la masturbation , et qu'il en a tellement contracté l'habitude, qu'on l'y surprend même dans le sommeil, ce qui est bien fait pour aggraver ses maux.

J'ai encore eu occasion de voir, il y a quelque temps, un enfant de quatre ans qui fut attaqué de la même maladie par la frayeur que lui causa un violent coup de tonnerre; il lui survint presque aussitôt une diarrhée glaireuse, que je considérai comme la crise la plus favorable qui pût lui arriver, parce qu'elle annonçoit la destruction du foyer et la résolution de l'humeur. Je crus devoir laisser, pendant quelques jours, un libre cours à cette évacuation; je la supprimai ensuite peu à peu par l'usage des remèdes propres à rétablir le ton des intestins et évacuer l'humeur glaireuse; voilà actuellement cinq ans et demi que cet enfant n'a eu aucune attaque.

M. Michel, maître en chirurgie à Moulins, m'a fait part de l'observation suivante.

«Un enfant, âgé de neuf ans, étoit depuis trois ans et demi sujet à des accidens fâcheux que je ne pouvois attribuer qu'à une peur, parce que l'enfant s'effrayoit aisément, quoique naturellement très-vif. Son père l'ayant retiré de chez un de ses oncles

où il avoit vécu pendant deux ans, ne s'a-
perçut d'aucuns symptômes qui annonças-
sent qu'il fût malade ; néanmoins, au bout
de deux mois il fut atteint d'un accès d'é-
pilepsie très-violent, à la suite duquel il
resta comme mort pendant trente-six heures.
C'étoit le premier qu'il eût ; car sa tante,
questionnée sur ce dont elle avoit pu s'apercevoir pendant tout le temps que cet enfant avoit été chez elle, répondit qu'elle
l'avoit seulement vu quelquefois frissonner,
d'autres fois pâlir, mais qu'elle n'avoit été
témoin d'aucune attaque ; depuis cette première, l'enfant en avoit eu très-fréquemment, mais elles ne duroient que deux ou
trois minutes au plus. Plusieurs médecins
consultés n'avoient pu réussir à guérir cet
enfant, auquel je crus devoir appliquer un
cautère au bras, qui parut bien faire, puisqu'il n'eut, pendant un mois, aucune crise ;
mais au bout de ce temps, elles se renouvelèrent plus souvent encore, et devinrent plus
longues. « J'avois lu, m'écrit-il, votre Traité
» sur les Glaires, dans lequel vous dites que
» l'épilepsie peut souvent appartenir au dé-
» faut de transpiration. L'humeur glaireuse
» qui, comme vous le dites aussi, est le ré-

» sultat de cette excrétion supprimée, me
» parut très-abondante chez cet enfant,
» puisque ses selles et ses urines en étoient
» surchargées, ce qui me détermina à le
» traiter d'après vos principes, c'est-à-dire
» en alliant des purgatifs avec des toniques;
» je lui en ai fait faire usage vingt jours
» de suite; ce traitement parut produire
» peu d'effet dans le commencement; ce ne
» fut que vers la fin qu'il commença à éprou-
» ver un peu de mieux, et depuis une crise
» très-violente, et à la suite de laquelle il
» est resté quatre heures sans connoissance,
» il n'en a eu aucune, voilà actuellement
» sept mois. L'enfant jouit aujourd'hui de
» la santé la plus satisfaisante.

» J'ai appris, il y a peu de jours, d'un
» des parens de cet enfant, qu'il continuoit
» de se bien porter, et qu'il n'avoit eu au-
» cun accès depuis celui qui avoit tant fait
» craindre pour ses jours. »

J'acheverai cet article par un fait que rapporte M. Tissot, dans son excellent Traité de
l'Epilepsie; quoique fort long, je crois devoir le transcrire ici tout entier, parce qu'il
prouve évidemment que l'humeur glaireuse
joue le principal rôle dans les crises épilep-

tiques, toutes les fois que cette maladie est
déterminée par des causes morales. Le voici :

« L'on m'a amené, en septembre 1769,
» une étrangère âgée de quatorze ans, dont
» la maladie offre quelques singularités re-
» marquables. Elle avoit joui d'une très-
» bonne santé jusqu'à l'âge de sept ans : à
» cette époque, elle se trouva sur l'eau, en
» partie de plaisir, avec d'autres jeunes per-
» sonnes, au moment d'un orage violent,
» qui les effraya toutes beaucoup ; toutes
» vomirent, elle seule ne vomit pas ; quel-
» ques jours après, on remarqua dans ses
» paupières un mouvement qui parut d'a-
» bord un tic, mais qu'on reconnut bientôt
» pour être convulsif. Deux médecins très-
» habiles, aux soins desquels on la confia,
» ne purent empêcher qu'il ne parût au
» bout de quatre mois de vrais accès d'épi-
» lepsie, très-forts et très-fréquens, et qui
» durèrent plusieurs mois. Pendant une
» partie de ce temps, la jeune malade avoit
» fréquemment, dans l'intervalle des grands
» accès, de petits très-courts, marqués seu-
» lement par une perte instantanée de con-
» noissance qui lui coupoit la parole, avec
» un très-léger mouvement dans les yeux ;

» souvent, en revenant à elle, elle achevoit
» la phrase au milieu de laquelle elle avoit
» été interrompue ; d'autres fois, elle l'avoit
» oubliée pendant une autre partie de ce
» même temps : ces accès instantanés ne
» la prenoient jamais que quand elle mar-
» choit ; elle étoit arrêtée sans connoissance
» pendant quelques secondes, et il y avoit
» toujours un léger mouvement convulsif
» dans la jambe qui étoit en avant. Cepen-
» dant les grands accès s'éloignoient, mais
» les petits étoient fréquens, lorsqu'un jour,
» après en avoir eu plusieurs, la malade alla
» se baigner dans la rivière avec une femme
» de chambre ; depuis cet instant, elle resta
» vingt-un mois sans en avoir, ni de grands,
» ni de petits ; les grands reparurent après
» cet intervalle, dans le moment d'un cha-
» grin que lui causa la mort imprévue de son
» père, et dès-lors ils ont continué et sont
» assez fréquens dès les premiers froids
» de l'automne, jusqu'aux premiers jours
» chauds de l'été ; mais, pendant toute cette
» dernière saison, la malade n'en éprouve
» aucun et jouit d'une parfaite santé, à cela
» près qu'elle a le genre nerveux très-mo-
» bile, s'attriste souvent, et s'effraie avec

» la plus grande facilité : les bains froids
» que le succès du premier avoit indiqués,
» lui ont été inutiles dans cette rechute (1). »

On a dû faire attention que M. Tissot dit
que toutes les jeunes personnes, excepté la
malade, vomirent, et l'on ne peut pas croire
que ce vomissement fût occasionné par un
dérangement que l'on éprouve presque toujours lorsqu'on va sur l'eau pour la première
fois, dérangement d'ailleurs qui n'arrive jamais que dans une traversée un peu longue,
et lorsque le vaisseau est agité. Ces jeunes
personnes étoient en partie de plaisir ; ce ne
pouvoit être que sur une rivière ou sur
quelque étang : ce vomissement ne put donc
être occasionné que par la frayeur, dont
l'effet, comme je l'ai dit plusieurs fois,
est de serrer le cœur et les conduits excrétoires, et de forcer la transpiration à rétrograder vers le centre où elle se réduit en
gelée ; j'ose donc assurer, d'après cette observation, que ces enfans ne vomirent qu'une
humeur glaireuse, et que si celle qui ne
vomit pas devint épileptique, c'est que chez
elle cette humeur se jeta sur les nerfs qu'elle

______

(1) Tissot, de l'Epilepsie, page 21, paragraphe V.

agaça , et qu'il s'établit sur-le-champ un foyer d'irritation. Ce sentiment est confirmé par cette remarque bien importante de M. Tissot, que les grands accès, qui sembloient avoir entièrement disparu, et qui se renouvelèrent à la suite de chagrins vifs, n'étoient fréquens et n'avoient même lieu que dès les premiers froids de l'automne jusqu'aux premiers jours de l'été, saison où la chaleur de l'atmosphère dissout la matière glaireuse, la met à même d'abandonner le foyer d'irritation , de se répandre dans le sang et les autres humeurs , et de traverser librement les vaisseaux les plus déliés pour se confondre avec la masse universelle des fluides contenus dans l'atmosphère.

L'habitude de la masturbation peut donner lieu à la formation des Glaires.

Je crois avoir suffisamment démontré, au commencemeut de cet Ouvrage , comment la masturbation pouvoit donner lieu à la formation des glaires , je ne dois donc plus m'occuper que de fournir des exemples de maladies glaireuses qui dérivent de cette source ; quelques uns des faits que je vais rapporter me sont parvenus long - temps avant l'impression de mon Traité sur la Gonorrhée bénigne et des fleurs blanches, je les y aurois placés si je n'en avois point eu d'autres qui paroissoient plus convenables à mon sujet et plus propres au but que je me proposois dans cet Ouvrage , où j'ai tracé le traitement qu'il faut opposer aux accidens qui résultent de ce genre d'excès et le régime que doivent adopter les personnes qui s'y sont livrées. Les faits qu'on va lire se trouvent donc dans des mémoires à consulter qui m'ont été adressés ; ils m'ont paru devoir tenir une place dans cet Ouvrage , où j'ai dû faire entrer tout ce qui a rapport aux causes et aux effets de la transpiration insensible , refluée dans la masse des humeurs.

Premier Extrait.

» J'ai trente-huit ans ; à l'âge de quatorze,
» au moment où mon tempérament se dé-
» veloppoit , je contractai la malheureuse
» habitude de la masturbation ; éclairé, six

» mois après m'y être livré , par l'excellent
» Traité de M. Tissot , je cessai cette infame
» pratique , mais ma santé étoit déjà très-
» attaquée ; aux pertes provoquées en suc-
» cédoient d'involontaires ; la nature avoit
» pris son habitude qu'elle continua sans
» y être excitée , et même très-souvent la
» nuit. Le mal ne fut pas arrêté dans son
» principe par la honte que j'avois d'en dé-
» clarer l'origine, la crainte seule de perdre
» la vie me détermina , trois ou quatre ans
» après, à faire l'aveu de mon état ; plusieurs
» remèdes furent employés , le quinquina,
» les bains froids , le lait : les accidens se
» calmèrent, mais ne furent jamais arrê-
» tés ; j'éprouvai souvent des rechutes , et
» la foiblesse des organes de la génération
» étoit si grande , que j'avois malgré moi des
» pertes très - multipliées. Cet état dura jus-
» qu'à l'âge de vingt - sept ans , que , pour
» plaire à mon père , je me mariai. Je crois
» avoir exactement rempli tous les devoirs
» d'un époux attentif ; mais je les ai rem-
» plis très - mal , quant aux obligations dont
» vous vous doutez , je puis même vous as-
» surer que je n'ai jamais senti , dans toute
» sa force , le bonheur d'être homme ; enfin

» Monsieur, ma situation est on ne peut
» pas plus alarmante ; mon estomac, sur-
» chargé de glaires, ne fait que très-impar-
» faitement ses fonctions, ma peau est aride,
» je suis travaillé par des hémorroïdes qui
» fluent assez souvent ; néanmoins mon
» sommeil et mon appétit sont ordinaire-
» ment assez bons. »

Second Extrait.

« Les maux que je souffre sont des co-
» liques périodiques qui se font particu-
» lièrement sentir au moment où la diges-
» tion commence à se faire, soit après le
» dîner, soit après le souper, et toujours
» accompagnées de vents qui semblent se
» glisser jusques dans les épaules, et qui
» me donnent un malaise assez extraordi-
» naire ; la digestion achevée et les alimens
» passés, les douleurs se calment, et me
» voilà presque tranquille. Dans cet état de
» souffrance j'ai essayé les purgatifs de rhu-
» barbe, de séné, etc. ; ces remèdes agis-
» sant avec succès, je me suis convaincu
» que les selles étoient chargées de glaires
» tantôt blanches comme de la graisse, tan-

» tôt grises , tantôt gluantes , et quelquefois
» très-tenantes ; elles sont même si dures,
» qu'elles n'auroient pu être écrasées que
» par la pression. A cet état de souffrance
» se. joint encore une chaleur excessive dans
» les mains , des nuages ou des ombres mo-
» biles dans les yeux , quand je fixe un
» objet ; des cuissons dans les urines , un
» mal-être universellement répandu. »

» Les causes de mon triste état me parois-
» sent bien décrites dans votre ouvrage ; je
» les attribue d'abord aux *delicta juventutis*,
» et ensuite à une trop grande application
» à la lecture des ouvrages, particulière-
» ment philosophiques. Quoique je sache
» qu'elle m'incommode, je ne puis y renon-
» cer ; alors il me prend des impatiences ,
» comme des suffocations , et même une
» certaine crispation de nerfs , etc. etc. »

Troisième Extrait.

« J'ai eu le malheur de me livrer à une
» habitude aussi pernicieuse que destruc-
» tive. Que de reproches n'ai-je pas à me
» faire ! mais le remords ne vient aujour-
» d'hui que pour me troubler et augmenter
» mes infirmités.

» Peut-être vous rendrai-je mal mon état,
» mais je saurai vous dire ce que j'ai éprouvé,
» et ce que j'éprouve encore. Au surplus, si
» vous jugez à propos que ce soit un méde-
» cin qui vous en rende compte, veuillez
» m'en instruire, et je satisferai à vos de-
» mandes.

» J'avois à peu près quinze ans, lorsque
» je commençai à abuser de mon tempéra-
» ment, extrêmement fort; à cette horrible
» habitude, se joignit une fièvre quarte:
» après l'avoir gardée six mois, elle céda à
» quelques purgations et à quelques verres
» de quinquina; cette fièvre, quoique très-
» violente, ne diminua pas mes forces, et
» je continuai toujours cette détestable ma-
» nœuvre; quelques mois après j'eus une
» fièvre lente, que les médecins caractéri-
» sèrent de fièvre de nerfs, et qu'ils attri-
» buèrent à la véritable cause; on me fit
» prendre quelques bains tièdes, qui me
» firent beaucoup de bien; quelques per-
» sonnes m'ayant fait connoître les dangers
» que je courois si j'abusois encore de mes
» forces, alors je devins sage; je n'ai pas eu
» depuis à me reprocher mon inconduite.

» Il y avoit à peu près deux mois que je

» jouissois d'une santé assez bonne, lorsque
» je fus attaqué de pollutions nocturnes.
» Mon inexpérience ne me fit pas prendre
» garde à cela ; mais insensiblement elles
» dégénérèrent en pertes involontaires, et
» ensuite en pertes continuelles, qui dimi-
» nuèrent tant mes forces, que je fus obligé
» de consulter un médecin, qui me fit
» prendre beaucoup de sirop antiscorbu-
» tique, et me conseilla ensuite de prendre
» les eaux de Pougues, seul remède dont
» j'aie éprouvé un peu de bien. Hélas ! il n'y
» en a pas moins de quatre ans que je mène
» une vie très-languissante ; les deux pre-
» mières années de ma maladie, j'avois tou-
» jours froid , même dans la canicule ; je
» n'avois aucune espèce de jouissances, les
» plaisirs m'étoient insipides, j'étois tou-
» jours ennuyé , j'avois l'estomac extrême-
» ment douloureux, et il ne digéroit pas ;
» enfin, j'étois tellement lassé de cette vie
» monotone, que la mort, que je desirois,
» seroit devenue pour moi un bienfait. Ce-
» pendant, depuis deux ans , j'ai recouvré
» un peu de forces, je ne suis plus fatigué
» de mon existence, mais je suis toujours
» sans vigueur, et je désespère de guérir

» de cette infirmité si invétérée, car il y a
» quatre ans que j'en suis attaqué ; mes
» selles sont constamment glaireuses. »

Quatrième Extrait.

« Je suis âgé d'environ trente ans ; à l'âge
» de quatorze ou quinze ans, je ne pus résis-
» ter au desir de me masturber très-sou-
» vent, ce qui, suivant moi, me causa une
» migraine qui me prit tous les quinze jours.
» Je voyageai, et ne me livrai plus à ce
» genre de volupté ; mais tout le mal étoit
» fait, et cela n'empêcha point mes mi-
» graines de revenir deux fois par mois ;
» mais, depuis une fièvre inflammatoire
» que j'ai essuyée à l'âge de seize ans, j'ai
» cessé d'en éprouver jusqu'à l'âge de vingt
» ans, que je me mariai, et me livrai à des
» excès plus légitimes, mais non moins per-
» nicieux, qui portèrent dans ma constitu-
» tion un délabrement tel, que, dans un
» certain temps, surtout lorsqu'il étoit ora-
» geux, je me trouvois avec des éblouisse-
» mens épouvantables et des étouffemens
» qui me mettoient hors d'état de manger,
» même des choses très-légères : le scrotum

» me fait souffrir de temps à autre; ces
» étouffemens me prennent aussi très-sou-
» vent, surtout après avoir mangé. Je suis
» devenu très-maigre; je ne puis m'exposer
» à sortir sans avoir la crainte d'avoir des
» foiblesses et des évanouissemens; j'ai tou-
» jours la bouche pâteuse, la langue cou-
» verte d'une humeur blanchâtre; j'éprouve
» un goût aigre, un mal-être général, une
» douleur souvent vive à l'estomac, des
» maux de reins et des frissons dans le dos;
» j'ai le ventre gonflé, je suis sujet à beau-
» coup de vents, j'éprouve des élancemens
» dans le fondement, je suis comme cons-
» tipé, je ne vais à la garde-robe que par
» lavemens, et ne rends que des glaires; je
» transpirois beaucoup aux pieds avant de
» me trouver dans cet état, aujourd'hui je
» transpire très-foiblement, je n'éprouve
» plus de migraines, mais j'ai souvent des
» sueurs qui me montent au front, et la
» peau de tout mon corps s'écaille. J'ai les
» nerfs qui me fatiguent, principalement
» à la gorge; j'ai par moment la tête alié-
» née, je ne dors que trois à quatre heures:
» en prenant mes repas dans le lit, ils me
» fatiguent moins. »

Cinquième Extrait.

« Je restai innocent jusqu'à l'âge de onze
» ans et demi. Obligé de me sevrer à cet âge
» des jeux de l'enfance, je vécus concentré
» et peu distrait ; le hasard seul me fit dé-
» couvrir un jour des sensations, que je
» recherchai depuis par des attouchemens
» beaucoup trop multipliés. Je continuai
» cette manœuvre destructive jusqu'à l'âge
» de vingt-cinq ans ; néanmoins je me sen-
» tois porté pour le sexe, mais la crainte
» et la honte, sentimens que faisoit naître
» ma situation, peut-être même l'appréhen-
» sion du mal qui auroit pu résulter de
» cette manière beaucoup plus légitime de
» me satisfaire, m'en éloignèrent jusqu'à
» cet âge où une passion plus conforme aux
» lois de la nature, et des voyages que me
» conseilla de faire un médecin, me firent
» abandonner cette malheureuse habitude.
» De retour chez moi, je me décidai enfin
» à me marier ; sans doute que les excès
» auxquels je me suis livré sont la seule
» cause de la stérilité de mon épouse, peut-
» être bien même, ce que j'ignore, s'est-
» elle rendue aussi coupable que moi, car

» l'un et l'autre nous sommes tourmentés de
» glaires et de vents en abondance ; son es-
» tomac, ainsi que le mien , ne digèrent que
» difficilement, et nous éprouvons, par fois,
» des coliques très-violentes : mon épouse
» est sujette à de grands malaises toutes les
» fois que ses règles veulent venir. »

Le vice de la masturbation se propage tous les jours d'uns manière si effrayante, que je me crois obligé d'en convaincre les pères de famille et les instituteurs qui liront cet ouvrage, par des citations multipliées. Le fait suivant qui s'est passé sous mes yeux (1), prouve combien il est nécessaire de surveiller les actions même les plus innocentes de l'âge le plus tendre, et de ne pas craindre , ainsi que plusieurs pères m'en ont fait l'aveu , d'effaroucher la pudeur , en faisant connoî-tre à leurs propres enfans tout le mal qui peut résulter de cette malheureuse habitude.

---

(1) Les deux autres qui lui succèdent se trouvent con-signés dans deux lettres qui m'ont été écrites par les malades eux-mêmes quelques jours après qu'ils eurent lu dans le Moniteur l'historique de la maladie et de la mort de l'enfant dont il va être question. Je traite en ce moment plusieurs épileptiques qui ne doivent leur triste situation qu'aux mêmes excès.

Premier Fait.

Au mois de septembre 1792 , j'ai eu occasion de voir un enfant, demeurant à Paris, rue de l'Ecole de Médecine. Cet enfant, qui me parut d'abord sombre et réfléchi , étoit livré à des spasmes violens , que l'on avoit attribués à des vers et à la dentition. Le genre d'efforts qu'il faisoit pour expectorer, la nature de ses crachats, d'une couleur d'un gris cendré et d'une consistance visqueuse, qui n'est point naturelle à l'âge de six ou sept ans, me firent soupçonner une source différente de celle dont on s'étoit occupé ; d'ailleurs, sa peau , d'une sécheresse extraordinaire, annonçoit qu'une cause violente avoit pu seule déterminer le retour de la matière de la transpiration vers l'intérieur ; aucune cause morale n'affectoit ce sujet idolâtré ; on lui avoit épargné le travail, la contrainte, la contention d'esprit, en un mot tout ce qui pouvoit le fatiguer. Je n'hésitai point à faire part de mes doutes à ses parens , qui depuis le surprirent plusieurs fois, et même pendant son sommeil, dans l'acte dont je l'avois soupçonné ; la surveillance, les conseils, rien ne put vaincre cette funeste habitude, dont il ne tarda pas à être la victime. L'arbrisseau qu'on prive de sève languit et meurt, de même l'homme, qui consume sans réserve les sucs destinés à son accroissement, détruit les fondemens de son existence. L'humeur de la transpiration insensible, soit par la foiblesse toujours croissante des organes, soit par l'obstruction de la plupart des conduits excréteurs, ne trouvant plus les moyens de se séparer de la masse des fluides dont elle augmentoit l'acrimonie, continua de se porter sur les nerfs, qu'elle désorganisa, au point d'occasionner des crises assez semblables à celles de l'épilepsie ; à ces crises, qui l'ont tourmenté pendant cinq ans, succéda, après cinquante - trois jours de fièvre maligne, la démence la plus complète ; ce dernier état a duré jusqu'au 26 septembre 1799, où par suite d'efforts infructueux faits par la nature, à une époque dont elle sait souvent tirer un parti bien avantageux (1), il succomba après six jours de maladie, et quatre-vingt-seize heures de convulsions les plus affreuses.

---

(1) L'âge de puberté.

Deuxième Fait.

« J'ai vu, dans quelques journaux, votre
» observation sur le libertinage solitaire,
» où vous citez un enfant de Paris, qui en
» en est mort à quinze ans. J'en suis aussi
» malheureusement victime depuis quel-
» ques années : je n'excède guère vingt ans ;
» vers l'âge de dix-sept ans, un polisson
» ayant couché avec moi m'apprit cette
» maudite habitude, à laquelle je continuai
» de me livrer le plus souvent possible ;
» avec cela je faisois tous les jours un travail
» fort et pénible : aussi, quelque temps
» après, dès le commencement de ma dix-
» septième année, je tombai malade du soir
» au matin, sans pouvoir remuer. »

» Je fus près d'un mois dans cette situa-
» tion ; ensuite il me vint un peu de force ;
» je me mis à marcher, avec peine, à l'aide
» d'un bâton, et souvent je tombois, car mes
» jambes me refusoient le service, et mes
» jarrets fléchissoient sous moi.

» Je fus pris au mois d'octobre et tout le
» printemps suivant ; je ne pus aller sans bâ-
» ton ; enfin la force m'est revenue passa
» blement dans les bras, mais il me reste tou-

» jours de grandes foiblesses dans les reins,
» cuisses et jambes, et par conséquent aussi
» dans les jarrets, de manière que je ne puis
» courir.

» Je suis maigre, et me porterois néan-
» moins assez bien, si je n'avois toujours des
» douleurs, entre autres, une dans l'intérieur
» de la partie du corps de l'épaule gauche,
» qui, je crois, me causera la mort, parce
» qu'elle m'environne le cœur, etc. »

Troisième Fait.

« Comme le jeune enfant de Paris, je me
» livrai, dans mon bas âge, à un libertinage
» solitaire ; mais, parvenu à l'âge de quinze
» à seize ans, je ne restai pas long-temps
» à m'apercevoir des effets qui pourroient en
» résulter ; je me hâtai de renoncer absolu-
» ment à ce commerce infâme. Il me survint
» une légère surdité, de fréquens maux de
» tête, une toux grasse, mais évacuant les
» crachats avec beaucoup de facilité, une
» maigreur extrême ; je n'hésitai pas d'attri-
» buer tout cela à ma funeste habitude.

» Depuis l'époque où j'ai abandonné l'usage
» de la masturbation, je suis souvent sujet,
» pendant la nuit, à des rêves lascifs, qui

» m'occasionnent de fréquentes pertes de se-
» mence, ce qui conserve mon état de mai-
» greur, ainsi que la sécheresse de la peau.
» Ma surdité n'est point, depuis quelque
» temps, constante, et si elle me survient
» elle n'est pas de longue durée; la toux a
» presque totalement cessé. »

J'ai eu occasion de voir, en 1810, un jeune
homme de vingt-quatre ans, qui s'est masturbé depuis l'âge de sept ans jusqu'à quatorze qu'il a commencé de communiquer
avec les femmes; son tempérament étoit tellement appauvri, que lorsqu'il se permettoit
avec elles quelques particularités, ses sens
n'y prenoient aucune part, *absque voluptate
semen emittebat.* Ce jeune homme, qui rendoit tous les jours dans ses selles une grande
quantité de glaires, éprouvoit des pollutions
nocturnes qui l'affoiblissoient considérablement, ce qui pourtant n'arrivoit point lorsqu'elles n'avoient lieu que tous les huit jours.
Il avoit quelquefois, pendant un mois de
suite, la bouche fade et pâteuse, et il éprouvoit des aigreurs; ses digestions étoient pénibles. Quoique très-instruit et très-bien
élevé, il étoit d'une si grande timidité,
qu'une sueur se manifestoit particulière-

ment à ses mains, toutes les fois qu'il lui falloit parler à des personnes qui lui étoient inconnues; il se plaignoit beaucoup de l'incohérence de ses idées; et (ce que j'ai vu rarement, lorsqu'on se masturbe de bonne heure et avec excès) il avoit le travail très-facile et la mémoire très-locale, à moins qu'il n'eût froid aux pieds (1); son sommeil étoit toujours fatigué; mais tous ces maux l'inquiétoient bien moins que la crainte de ne pouvoir se reproduire.

Au mois d'août de cette année, j'ai encore vu un jeune homme âgé de dix-huit ans; il étoit bien moins malade que le précédent, quoiqu'il ait commencé à se masturber à sa sixième année; il y avoit renoncé à dix, assez jeune encore pour que la nature pût reprendre d'elle-même le dessus; mais il n'en a pas moins conservé une extrême délicatesse de nerfs et une très-grande foiblesse des parties génitales.

J'ai reçu, le 15 septembre dernier, la lettre suivante :

____

(1) Sans doute parce que l'humeur transpirable se portoit sur le cerveau qu'elle embarrassoit. J'ai observé souvent cet embarras de la tête, occasionné par ce genre de métastase.

» Je viens de lire vos lettres sur les dangers
» effrayans de l'onanisme ; j'y ai vu à chaque
» page les résultats horribles de ce criminel
» libertinage ; mais je ne sais si je les ai lues
» assez à temps pour me préserver de ses ter-
» ribles résultats. Je suis âgé de dix sept ans,
» et ai toujours vécu sagement jusqu'à qua-
» torze, époque où j'eus le malheur de con-
» noître ce vice odieux. N'en prévoyant pas
» les suites fâcheuses, je me suis masturbé
» jusqu'à présent quelquefois deux fois par
» jour ; il m'est arrivé tout au plus dix fois de
» le faire pendant le sommeil, encore étoit ce
» occasionné par des songes.

» Les accidens que j'éprouve, et qui me
» paroissent être les suites de mes pollutions,
» sont, 1° une maigreur extraordinaire,
» quoique je sois bien nourri ; 2° le teint pâle,
» défait et sombre ; et 3° de petites taches ou
» boutons noirs sur le visage, desquels on
» m'assure qu'il sort de très-petits vers lors-
» qu'il m'arrive de les presser. »

J'ai vu deux fois chez moi, il y a environ
dix-huit mois, un jeune Anglois qui, depuis
son enfance, s'étoit masturbé avec beaucoup
d'excès ; le système de la génération étoit si
relâché, et en même temps si irrité, que la

moindre impatience ou la plus légère contrariété lui occasionnoit des pertes involontaires de matière prolifique, qui l'affoiblissoient au point qu'il craignoit qu'elles ne le
conduisissent prochainement au tombeau.
Il me raconta qu'il en avoit eu une peu de
jours avant, et cela, parce qu'à la sortie de
l'Opéra, la compagnie avec laquelle il y étoit
venu, avoit pris un autre escalier que lui.
J'avoue que c'est la première fois que j'ai vu
la contrariété ou l'impatience produire un
tel effet.

Barthez, célèbre professeur de l'école de
Montpellier, dit avoir été consulté pour un
jeune homme à qui il arrivoit quelquefois
de perdre beaucoup de semence, sans érec-
tion et en marchant, quoiqu'il n'y fût point
excité par des idées voluptueuses. (*Consultations de médecine*, tom. 1er, pag. 455.)

Je pourrois citer un bien plus grand nombre d'exemples semblables qui concernent
encore des jeunes gens, mais je les réserve
pour la deuxième édition de mes Lettres sur
les dangers de l'Onanisme; ouvrage dans
lequel je me suis bien gardé d'apprendre à
des lecteurs de quatorze et quinze ans, dont
l'imagination n'est en général que trop facile

à exalter, que des personnes du sexe donnoient comme eux dans ces sortes d'écarts;
qu'il existoit des tribades. Comment le judi-
cieux et savant Tissot n'a-t-il pas vu que
c'étoit en quelque façon autoriser le vice qu'il
a poursuivi dans celui de ses ouvrages inti-
tulé *De l'Onanisme*, en y apprenant surtout
que des hommes de quarante et cinquante
ans n'étoient rien moins que raisonnables?
On sait qu'à quinze ans on regarde un homme
de quarante comme très-âgé : aussi vingt-
cinq ans paroissent-ils deux siècles à un masturbateur. « On assure que la masturbation
» abrège la vie, disoit un jour un jeune
» homme à son ami; cependant je lis dans
» Tissot, que des personnes ont continué de
» se masturber jusqu'à cinquante ans : eh!
» mon ami, n'aurons-nous pas assez vécu, si
» nous parvenons jusque-là ? »

Je suis si persuadé que rien n'est dangereux comme de mettre sous les yeux des
jeunes gens un ouvrage dans lequel il est dit
que les deux sexes se livrent à la masturbation, etc. etc., que, si celui-ci n'étoit pas
destiné à des personnes d'un âge mûr, je n'y
insérerois point quelques-unes des pages

qu'on va lire, sans doute avec autant de surprise que de compassion.

« Il m'est parvenu, dit Gott-Lieb-Vogel (1),
un exemple trop important, pour que je ne
me hâte pas de l'insérer ; il m'est fourni par
les propres paroles d'une dame de Dane-
marck, arrivée à l'âge où la raison se joint à
l'esprit et présente tellement tout l'essentiel
de ce qui a été annoncé précédemment, quant
à l'origine et aux suites de la masturbation
chez le sexe, qu'on pourroit prendre ce qu'on
va lire pour une récapitulation de tout ce
qui a été dit antérieurement, excepté quelques passages que j'ai un peu resserrés, et
quelques particularités qui étoient moins
essentielles. La lettre que j'offre, et de l'existence de laquelle je réponds sur mon honneur, est exactement telle qu'elle m'est parvenue : d'ailleurs, je ne me vanterois pas de
faire parler la raison et la vertu dans un lan-

(1) Instruction pour les pères et les instituteurs sur
la manière de découvrir, prévénir et guérir les ravages plus étendus et plus cruels que jamais de la
masturbation. Deux forts vol. in-8°. traduits du hol-
landois en françois par Quatremère-Disjonval, ex-
membre de l'Académie royale des Sciences de Paris.

gage plus convenable, ni avec des expressions mieux choisies, que cette si intéressante femme.

» Ma mère , écrit - elle , croyant avoir
» rempli toutes ses obligations envers nous ,
» du moment où elle nous avoit remis à
» des mains étrangères , passoit quelque-
» fois six mois entiers sans voir ses enfans.
» La belle créature , à la discrétion de la-
» quelle je fus livrée , étoit de ces êtres in-
» fernaux qui ne connoissent ni frein ni
» loi , pourvu qu'ils parviennent à assouvir
» leurs passions ; mille fois au - dessous des
» bêtes par sa lubricité , cette Messaline
» crut devoir jeter les yeux sur moi pour
» en faire l'instrument de ses désordres. Je
» tombai par un effet inévitable dans l'ha-
» bitude et la pratique des choses qu'il ne
» m'arriva même pas de croire immorales
» jusqu'à ma vingt - sixième année, et sur
» lesquelles je n'ai été bien éclairée que
» dans ma trentième. Du moment où j'ai
» été bien convaincue (c'est - à - dire il y a
» actuellement six ans), j'ai commencé à
» faire tout ce qui étoit en moi pour me
» retirer de l'abîme où je me vis, et j'ose
» croire que j'en suis enfin dehors.

» Dès avant l'apparition de mes règles
» qui ont eu lieu dans ma quinzième année,
» j'ai été attaquée de violentes migraines,
» elles me prennent périodiquement ou tous
» les quatorze jours, ou tous les mois, mais
» avec une douleur qui ne peut se rendre ;
» chacune me dure au moins vingt-quatre
» heures, et un peu avant que de finir,
» les élancemens me redoublent principa-
» lement à la partie supérieure du crâne ;
» quand elles me commencent, il me sem-
» ble que quelque chose va et vient dans
» ma tête, si je ne reste pas dans la plus
» grande tranquillité, il me faut vomir, et
» à tout moment je suis émue par l'effet
» *d'un frisson singulier* qui tient par tout le
« corps ; ni mes souvenirs cependant, ni
» aucuns des individus que j'ai pu ques-
» tionner ne me donnent à penser que je
» sois née foible ou que je l'aie été dans
» mon enfance, j'ai au contraire tout lieu
» de supposer que sans la tigresse qui a été
» assez cruelle pour me détruire pendant
» que je prenois ma croissance, j'étois ap-
» pelée à *avoir un tempérament des plus ro-*
» *bustes,* et une intelligence des moins com-
» munes. Je n'ai point eu, que je sache,

» la petite vérole. Mais ayant été attaquée
» à neuf ans d'une fièvre inflammatoire ,
» j'ai souvent ressenti des crampes par tous
» les membres. J'ai été atteinte de rechef,
» en ma treizième année, d'une fièvre in-
» flammatoire, et j'ai depuis ce moment été
» envahie par une sorte d'humeur goutteuse.
» Il n'y a plus eu pour moi , depuis la même
» époque , que souffrances et maladies jus-
» qu'à l'établissement de mes règles. J'ai eu
» finalement , à l'âge de vingt ans , une
» fièvre tierce qui m'a duré plusieurs mois.
» A partir de mes plus tendres années, j'ai
» été instruite à boire vin et caffé, depuis
» l'âge de vingt ans jusqu'à trente. Je n'ai
» manqué à rien de ce qui constitue la
» vie du beau monde , j'ai dansé même
» au-delà de mes forces. Du plus loin que
» je puisse me ressouvenir , j'ai toujours
» eu des fleurs blanches , mais peu abon-
» dantes et non accompagnées d'odeur. J'ai
» été attaquée , il y a dix ans , d'une vive
» colique, dont la suite a été un très-grand
» flux en blanc , pour cette fois , accompa-
» gnée de la plus forte odeur , mais le tout
» a peu duré. Six ans après , pareille coli-
» que m'a encore attaquée, avec cette diffé-

» rence qu'au lieu d'un flux de matrice, j'ai
» eu une diarrhée. Pas plus d'un an après,
» j'ai ressenti une violente douleur dans les
» parties naturelles, il s'y est bientôt ma-
» nifesté une tumeur qui finissant par abou-
» tir, a donné du sang et du pus. J'ai fait
» à peu près dans le même temps connois-
« sance avec les *hémorroïdes*, et elle a été
» depuis si peu interrompue que je n'ai plus
» cessé d'avoir *beaucoup de gonflement* à la
» partie qui en est le siége. Mon pouls bat tou-
» jours foiblement, à moins que mon corps
» ou mon ame n'éprouve quelque mouve-
» ment violent, que je n'aie mangé, que je
» n'aie parlé avec force ou ri avec éclat. *La*
» *moindre émotion me porte le sang au cœur,*
» j'y ai des battemens violens et je deviens
» *d'une pâleur extraordinaire,* soit que ce
» soit le corps ou l'ame qui ait été affecté.
» J'ai en général appétit, mais je ne puis
» manger que fort peu, et ce peu me pèse or-
» dinairement beaucoup. Lorsque je me suis
» livrée à quelque exercice violent, je suis
» sûre d'avoir ensuite des crampes. Quand
» c'est ma tête que je veux appliquer, elle de-
» vient chaude, j'y éprouve des tiraillemens,
» et le tremblement même ne tarde pas à

» s'emparer de moi. La crainte m'ôte entière-
» ment les forces. Autant m'en fait l'attente
» de ce qui m'est agréable ou désagréable. Je
» suis en général *très-peureuse*, et mon ame
» est, pour ainsi dire, *à la merci de tout ce*
» *qui peut l'affecter. Si je me livre à la joie,*
» *ou si je la ressens, ce n'est jamais que*
» *très-foiblement.* Le lit ne repose pas mes
» forces, et il m'arrive même souvent de me
» trouver plus abbattue en me levant que
» lorsque je suis couchée. J'ai fréquemment
» *des rougeurs ou des feux au visage* (1),
» particulièrement autour de la bouche et
» du nez. Dès que j'ai chaud ou que je roule
» quelque temps en voiture, ou si je de-
» meure seulement un peu trop de temps
» assise, mes pieds s'enflent, et à bien dire
» mon pied gauche, où se croisent beau-
» coup de vaisseaux vers la cheville, ne
» désenfle point, je ne suis presque jamais
» quitte non plus *de douleurs par tous les*
» *membres. Le froid et le chaud me sont*

---

(1) Ces rougeurs, qui se remarquent sur un assez
grand nombre de personnes, sont souvent occasionnées
par des chagrins; elles ont pour cause prochaine ou
immédiate l'engorgement des vaisseaux biliaires.

» *également insupportables.* Depuis long-
» temps j'ai un tintement *même très - fort*
» dans la tête. S'il y a quelque temps que
» je n'ai mangé, ou si le temps me paroît
» long, *je bâille,* ou plutôt un sentiment
» du plus grand mal-aise se joint pour moi
» aux bâillemens ordinaires. Je ne suis pas
» toujours pâle, je suis même sujette à de
» très - singuliers changemens de couleur,
» et pour peu que je remue, je sue à grosses
» gouttes. »

Au moment où j'achevôis de transcrire
ce qui vient d'être lu, est entrée chez moi
une dame qui m'a avoué qu'elle se livroit
depuis l'enfance à la masturbation ; elle est
accablée de fleurs blanches, qu'il lui semble
avoir eues de tous les temps ; elle étoit loin
de penser, même lorsqu'elle s'est trouvée
en état de raisonner, qu'elle se nuisoit beaucoup. L'ouvrage de Tissot, qu'elle a eu occasion de lire, lui a dessillé les yeux.

Elle n'est pas dans le même état que la
dame dont il vient d'être question ; mais
elle n'en est pas moins très-malade, car,
outre les fleurs blanches dont elle a à se
plaindre depuis un temps immémorial, elle
éprouve des inquiétudes nerveuses qui se

font ressentir beaucoup plus vivement dans les temps orageux ; ses digestions se font difficilement ; elle est accablée de glaires qui, dit-elle, lui causent de grandes suffocations ; elle va très-rarement à la garde-robe, son sommeil est continuellement agité, elle est sujette à des accès de mélancolie qui lui feroient desirer la mort comme le plus grand bien, sans la religion qui la console, dit-elle, lui fait supporter sa triste situation, et qui seule est cause qu'elle a obtenu sur ses sens une victoire que ne remportoit point même l'amour de sa conservation (1).

J'ai été souvent à portée de me convaincre que la plupart des affections chroniques devoient leur origine à la masturbation ;

---

(1) Si quelqu'un de ceux qui prétendent que les principes religieux sont de toute inutilité, entendoit les aveux qui me sont faits tous les jours, il changeroit certainement d'opinion ; et à moins qu'il fût ou entièrement dépourvu de bon sens, ou bien méchant, il conviendroit que c'est se déclarer ennemi de la société toute entière, que de tenir dans le monde ou dans des écrits, des discours capables d'enlever à l'homme le seul frein qui puisse le maintenir dans les bornes d'une pudeur tout-à-fait nécessaire à sa conservation.

que c'étoit là ce qui les rendoit souvent si difficiles à guérir, et que de ne pas questionner les malades sur ce point, c'étoit commettre une omission qui pouvoit avoir les conséquences les plus dangereuses. Voici comment s'exprime à ce sujet le professeur Gott-lieb Vogel, que j'ai déjà cité, le médecin qui a joui le plus de la confiance du grand Frédéric; je rapporte avec d'autant plus de plaisir ce passage de son ouvrage, dont je possède la traduction seulement depuis un petit nombre d'années, que j'ai la satisfaction d'y trouver des principes qui, en France, ont été long-temps contestés précisément par les raisons que donne cet homme célèbre, de l'autorité duquel je n'aurois pas manqué de m'étayer, si j'eusse pu me procurer plutôt cette traduction.

« Il est certain qu'on parviendroit à con-
» noître et à guérir bien plus facilement
» un très-grand nombre de maladies si l'on
» commençoit par soupçonner la mastur-
» bation d'en être la seule cause , *mais*
» *malheureusement beaucoup trop de méde-*
» *cins ne pensent même pas à faire dériver*
» *de cette cause comme de leur unique source*
» *et la maladie principale pour laquelle ils*

» *sont appelés et la résistance opiniâtre que*
» *le mal leur oppose, ou les circonstances*
» *singulières, imprévues, contradictoires qui*
» *viennent à se manifester.* La vérité est ce-
» pendant que la masturbation seule donne
» trop souvent aux maladies cette marche
» toûte bizarre qui déconcerte et jette dans
» la dernière perplexité les plus habiles
» même et les plus éclairés d'entre les mé-
» decins.

» L'embarras qui résulte de ce que tant
» de forces, les unes soulevées par l'effer-
» vescence, les autres enchaînées par l'op-
» pression se heurtent et sont toutes hors
» de leur véritable ressort, l'irritation sin-
» gulièrement contrariante, et quelquefois
» très-orageuse, d'une acrimonie plus ou
» moins enveloppée, l'appauvrissement d'un
» sang qui participe nécessairement de la
» foiblesse générale, et qui ne circule qu'a-
» vec la plus grande difficulté ; *l'embarras*
» *habituel occasionné par la présence* des
» glaires *dans les premières et secondes*
» *voies* (1); *un aigre qui très-souvent se*

---

(1) Je prie de remarquer que Gott-Lieb Vogel considère la masturbation comme cause des glaires qu'il

» *méle à* ses glaires, *vu le peu de ressort*
» *des entrailles, c'est-à-dire autant d'effets*
» *qui ne manquent jamais d'étre causés*
» *même assez promptement par la mastur-*
» *bation* (1). Voilà ce qui se réunit journel-

---

ne confond point assurément, comme quelques physiologistes modernes, avec l'humeur muqueuse dont
l'effet est de lubréfier les membranes qui la secrètent,
et qui, comme je le dirai dans la suite, est par cela
même d'une grande utilité.

(1) Tissot (de l'Onanisme, pag. 26) rapporte qu'un
masturbateur lui avoit mandé, par une lettre, que sa
poitrine se remplissoit de *phlegmes*, c'est-à-dire, de
glaires; car on peut se servir de la même expression
pour désigner cette humeur.

Voici l'observation qui concerne ce masturbateur,
telle qu'on la lit dans l'ouvrage de Tissot.

« J'eus le malheur, comme bien d'autres jeunes gens
» (c'est dans l'âge mûr qu'il m'écrit) de me laisser aller
» à une habitude aussi pernicieuse pour le corps que
» pour l'ame : l'âge, aidé de la raison, a corrigé depuis
» quelque temps ce misérable penchant ; mais le mal
» est fait. A la sensibilité et affection extraordinaire du
» genre nerveux, et aux accidens qu'elle occasionne, se
» joignent une foiblesse, un mal-aise, un ennui, une
» tristesse qui semblent m'assiéger à l'envi : je suis
» miné par une perte de semence presque continuelle ;
» mon visage devient presque cadavéreux, tant il est
» pâle et plombé : la foiblesse de mon corps rend tous

» lement pour déranger de mille façons le
» cours des maladies , voilà ce qui les com-
» plique à l'excès , voilà enfin ce qui oppose
» nombre d'obstacles aux forces qu'auroit
» la nature pour se défendre contre le mal ,
» et ce qui l'empêche de pouvoir s'aider
» des ressources que la maladie par elle-
» même ne lui ôte pas ; mais ce qui se joint
» encore à tout cela , c'est que beaucoup
» de ces malades ne peuvent supporter des
» remèdes qui en saûveroient d'autres , et
» se trouvent de plus en plus difficiles à

» mes mouvemens difficiles ; celle de mes jambes est
» souvent telle , que j'ai beaucoup de peine à me tenir
» debout , et que je n'ose pas me hasarder à sortir de
» ma chambre : les digestions se font si mal , que la
» nourriture se présente aussi en nature , trois ou
» quatre heures après l'avoir prise , que si je ne venois
» que de la mettre dans mon estomac ; *ma poitrine se*
» *remplit de phlegmes ,* dont la présence me jette dans
» un état d'angoisse , et l'expectoration dans un état
» d'épuisement. Voilà un tableau raccourci de mes mi-
» sères, qui sont encore augmentées par la certitude que
» j'ai acquise que le jour qui suit sera encore plus fâ-
» cheux que le précédent : en un mot, je ne crois pas
» que créature humaine ait été affligée de tant de maux
» que je le suis. Sans un secours de la providence , j'au-
» rois de la peine à supporter un tel fardeau. »

» traiter. Par exemple, la saignée, les pur-
» gatifs, les stimulans sont totalement inter-
» dits à leur égard. »

« On commet en matière d'éducation d'é-
tranges bévues, continue Gott-Lieb-Vogel,
lorsqu'on ignore que nombre de défauts,
quant à l'intelligence, comme le manque
d'application et de goût pour tout ce qui occupe les facultés de l'esprit, l'impuissance
absolue de conserver dans la mémoire ce qu'il
y a de plus facile à retenir, la paresse, la
nonchalance, l'indifférence et l'insensibilité
aux plus sérieuses remontrances, ou tout
au contraire une sensibilité excessive, un
extérieur chagrin, ennuyé, taquin, farou-
che, jaloux, méchant, hargneux, lorsqu'on
ignore, dis-je, que tous ces symptômes extérieurs et beaucoup d'autres semblables
qui s'appellent des défauts et des vices, ne
sont rien autre que des maladies et des
suites de la foiblesse tant du corps que de
l'esprit, mais maladies et foiblesses qui ont
pour première cause la masturbation ; en
sorte que ni les plus beaux préceptes de
morale, ni les moyens curatifs d'ailleurs
les mieux choisis ne peuvent produire la
moindre amélioration, encore bien moins

la guérison , si l'on ne commence à remon-
ter à la véritable source de tout le mal ;
que dis-je? on empire souvent et l'on porte
le mal à son comble , lorsqu'ainsi que le
pratiquent des maîtres bourreaux et impitoyables, on veut , à force de coups et de
châtimens , rendre possible ce qui ne l'est
pas. »

On doit bien se garder cependant de
toujours attribuer à la masturbation le mauvais état du moral : l'humeur glaireuse elle-
même , dont l'existence peut également être
due à toute autre cause débilitante ; une bile
dont l'acrimonie étend ses effets jusque sur
les organes de la génération ; des sucs cor-
rompus, des vers, des dartres , un vice psorique répercuté, occasionnent souvent le
mauvais état des facultés intellectuelles.

« J'ai vu , dit encore Gott-Lieb-Vogel , ces
causes changer de petits anges en petits dé-
mons ; des enfans doux , obéissans , aimables
et aimans , en les plus indociles , les plus
haïssables, les plus méchantes et les plus re-
butantes créatures qui se pussent voir. Je
pense toujours, notamment à une petite fille
de la naissance la plus distinguée , avec laquelle je n'avois jamais eu aucun rapport,

mais auprès de laquelle je fus appelé comme médecin. Je lui trouvai, en l'abordant, un visage chagrin, refrogné, toujours fronçant les sourcils, ne se déridant ni ne s'ouvrant en aucune façon, mais plutôt comme distillant la bile et le venin. Sa conduite et ses discours s'accordoient parfaitement avec ce visage. Je sentis qu'il falloit ici, ou jamais, s'armer de patience, de douceur et d'aménité. Je ne désespérois pas, à force de tentatives et de persévérance, d'en venir à tirer d'elle-même quel étoit au juste son état, ainsi que ce qui occasionnoit sa maladie. De quelque manière et à quelque distance que j'aie renouvelé mes questions, ses réponses furent toujours si laconiques, si décousues, si incomplètes, si équivoques, si contradictoires, que son état continua, pendant encore bien du temps, à n'être pour moi qu'une énigme. Tous les symptômes extérieurs eux-mêmes ne me suffisoient pas pour tirer un prognostic assuré. Pourtant, à force de la considérer, comme je lui trouvois toujours une certaine contraction de la lèvre inférieure, et un dégoût absolu pour toutes les espèces d'alimens, je pensai qu'elle pouvoit bien avoir l'estomac surchargé de quelque humeur ; je pris la plume pour ordonner un vomitif, et je m'en allai, curieux de voir ce qui auroit lieu le lendemain. Je ne différai pas plus long-temps à revenir : mais quelle fut ma surprise de trouver les choses changées de la nuit au jour, dans tout ce qui concernoit cette petite fille ! Le vomitif lui avoit fait jeter une inconcevable quantité de *glaires* et de bile, ou sans autre crise, l'enfant en étoit venu à présenter le visage le plus amical, le plus ouvert, le plus gai, le plus calme et même le plus riant. Ayant cherché à m'assurer de plus en plus de la raison d'un changement si extraordinaire, je reconnus que l'intérieur de l'enfant ne le démentoit pas. Non, je ne crois pas avoir jamais vu une petite fille aussi affable, aussi séduisante à tous égards : je ne dissimulerai pas que ç'a été un des momens de ma vie où mon cœur a été le plus ému ; et je pourrois dire que je ne suis pas même encore bien revenu de ma surprise : au moins est-il vrai que tels sont les effets magiques de certaines dispositions du corps sur les affections de l'ame. »

Malgré la longueur de cet article, je ne crois point devoir me dispenser d'y ajouter des exemples qui concernent de jeunes enfans des deux sexes, encore rapportés par Gott-Lieb-Vogel et de Zimmermann ; exemples que je ne trouverois peut - être jamais l'occasion de placer ailleurs ; qui ne conviennent nullement à mes Lettres sur les Dangers de l'Onanisme, et qui me paroissent propres à éveiller l'attention des pères de famille, ou de toute autre personne, sur tous les moyens, sur toutes les ruses employées, même dans l'âge le plus tendre, pour échapper à la surveillance de l'œil le plus scrupuleusement observateur.

M. de Zimmermann, Savant illustre du dernier siècle, et premier médecin de sa majesté le roi d'Angleterre, dit avoir connu trois petites filles, dont deux avoient commencé à se toucher à six ans et la troisième à cinq. Elles avoient su si bien cacher leur jeu, qu'on ne les a surprises dans l'acte que par le plus grand hasard et lorsque les effets produits par la masturbation étoient déjà devenus graves. M. Zimmermann a aussi eu occasion de voir deux autres petites filles, dont il ne dit point l'âge, qui se masturboient en s'appuyant fortement, au milieu de leurs divers jeux, la partie sexuelle au coin d'une chaise. Une d'elles s'agitoit dans cette position, si long-temps et si violemment, que la sueur finissoit par lui en tomber sur le front (1).

« Trois frères de six, neuf et douze ans, rapporte Gott-Lieb-Vogel, faisoient équitation à la campagne, pendant tout le temps de leur récréation, sur des perches, des doubleaux, etc. Ils tombèrent promptement tous les trois dans un état de foiblesse et de langueur on ne peut plus sensibles ; l'aîné surtout étoit sujet à des accidens tout-à-fait singuliers, dont je ne pouvois découvrir la cause, bien que je fisse tout ce qui étoit en moi. Il éprouvoit, entr'autres, des étourdis-

____

(1) La sueur et l'irrégularité du pouls sont un indice presque certain de la masturbation, surtout quand l'enfant n'est point fiévreux, que la nourriture qu'il prend est saine, et qu'il ne soupe pas trop copieusement. J'ai eu occasion de les remarquer chez ceux qui avoient l'habitude de se masturber aussitôt qu'ils étoient couchés, et particulièrement chez deux petites filles âgées de cinq à six ans ; elles avoient toutes les deux les parties sexuelles dans un état d'échauffement et d'irritation qui ne faisoit qu'augmenter le desir d'y porter la main et de s'y frotter : l'une d'elles avoit les fleurs blanches abondantes, et dont la couleur étoit d'un jaune verdâtre ; toutes les deux avoient la figure décomposée.

semens qui alloient jusqu'à le faire tomber par terre ; il se plaignoit d'une douleur continue au creux de l'estomac ; il se trouvoit mal souvent, et vomissoit de même. Il étoit d'autre part tiraillé par toute sorte de crampes d'une nature nouvelle pour moi. Ses genoux étoient arqués, sa tête toujours penchée ; ses facultés intellectuelles, qui alors promettoient tout, déclinoient de jour en jour à étonner ; triste et mélancolique, il pleuroit à tout bout de champ, etc. Les accidens de ses frères n'étoient pas tout-à-fait les mêmes ; mais il étoit facile de reconnoître qu'ils avoient le même principe.

» J'administrai quelques médicamens, ou plutôt j'en administrai un très-grand nombre, toujours sans le moindre succès. La seule chose que je parvins à découvrir, fut que les nerfs, très-affoiblis et très-irrités en même temps, jouoient le principal rôle ; mais quelle cause affoiblissoit et irritoit ainsi les nerfs chez ces trois frères, voilà ce qui demeuroit toujours une énigme pour moi, et ce qu'il étoit néanmoins de plus en plus pressant de découvrir. Je n'ignorois certainement pas que la masturbation avoit eu maintes fois le pouvoir de produire des effets semblables ou

analogues ; mais que des enfans d'un âge si
tendre pussent être envahis aussi complète-
ment par ce vice, voilà ce que la pratique ne
m'avoit point encore appris , bien qu'elle
m'en ait donné depuis de si cruelles et de si
fréquentes preuves. Ce qui achevoit de me
dérouter dans l'occurrence présente, c'étoit
l'excellente éducation qui étoit donnée à ces
enfans, et particulièrement la surveillance
qui y présidoit ; mais, quoi qu'il en fût, je
ne pouvois cesser de gémir sur le marasme
dans lequel je voyois se précipiter de plus en
plus ces charmans petits êtres. Je pris le parti
d'en écrire à un très-savant et très-habile
médecin, auquel je détaillai bien tout ce
qu'éprouvoient mes petits malades. Mon ami
me répondit sur le ton plaisant qui lui étoit
ordinaire, en employant mot pour mot les
expressions suivantes : « *Je veux être appelé*
» *pendant six mois un coquin, si vos trois*
» *enfans ne sont pas infectés de masturba-*
» *tion.* » A peine eus-je reçu cet oracle, que
je découvris mon inquiétude au précepteur :
celui-ci m'entendit. Bref, les enfans avouè-
rent tout ; et il se trouva que tout provenoit
d'équitation sur des pieux, ainsi que sur des
perches, qu'ils appuyoient des deux côtés

sur des chevalets ou autre chose en faisant fonction. »

« Ces exemples me paroissent suffisans pour prouver que les attitudes, que les mouvemens du corps, de quelque espèce qu'ils soient, peuvent, par le simple effet du hasard, opérer dans les parties naturelles une irritation qui conduit droit à l'acte (1) ; et la porte, une fois ouverte, dans quel brasier ne tombe-t-on pas, vu la réitération effrénée qui a lieu, soit par les moyens déjà indiqués, soit par d'autres ? Je ne crois pouvoir mieux placer qu'ici les effets encore terribles de l'usage prématuré du cheval, surtout si l'enfant est abandonné à toute la violence de cet exercice ; surtout, ah ! surtout si on permet aux filles de monter autrement qu'assises. »

Je le répète, l'arbre que l'on prive de sa sève, languit et meurt. Ainsi, celui qui, par des attouchemens réitérés, provoque la sortie

______

(1) Un orfèvre de Paris exécute en or et en argent, d'après l'idée que je lui en ai fournie, une espèce d'étui percé à jour, dans lequel on introduit la verge des enfans ; ce qui les empêche d'y exercer aucun frottement capable de leur nuire. Cet étui doit toujours être tapissé en peau ou en toile fines : les enfans peuvent le porter jour et nuit sans inconvénient.

d'une substance qui a sa source dans le cerveau , sape nécessairement les fondemens de son existence. Cependant, que de milliers d'individus ne contractent pas tous les jours cette déplorable habitude ! Combien ne lui doivent pas la mort la plus douloureuse, ou des infirmités qui, pour me servir des expressions du profond observateur Gott-Lieb-Vogel, mettent en défaut le savoir des médecins, même les plus instruits ; infirmités qui privent la société d'un grand nombre d'hommes, qui avec quelque surveillance pourroient lui être conservés.

La Gonorrhée bénigne et les Fleurs blanches doivent être considérées comme des affections glaireuses.

La gonorrhée bénigne est chez les hommes ce que sont les fleurs blanches chez les femmes ; ces écoulemens , malheureusement trop multipliés et devenus la source des désordres qui règnent dans beaucoup de ménages , ainsi que j'en ai déjà cité des exemples (1) , ont lieu, comme l'on sait, par

______

(1) Lisez depuis la page 67 jusqu'à 72 de cet Ouvrage.

13*

les organes de la génération. Parmi les causes qui peuvent les produire , celles qui agissent avec le plus d'activité sont les excès dans les plaisirs de l'amour (1), et principalement dans les habitudes dont nous venons de nous occuper, la trop longue contention d'esprit et le chagrin.

La matière de ces écoulemens n'est , comme l'ont pensé quelques auteurs, ni de la semence , ni de la lymphe ; ce seroit , ainsi que je l'ai dit dans mon Traité de la Gonorrhée bénigne , supposer un fait démenti par l'observation ; beaucoup d'individus en conservant plusieurs années sans s'en trouver incommodés; ce seroit offrir gratuitement à l'esprit une idée de destruction aussi prompte qu'effrayante, et affliger une foule de personnes qui ne doivent cette maladie qu'à des circonstances malheureuses, à des peines vives de l'ame , comme j'en ai

----

(1) Lorsque ces écoulemens arrivent dans les premiers jours du mariage , comme ceux dont il est question page 69, ou après une abstinence longue , ils ne doivent aucunement inquiéter , parce qu'étant le résultat de l'irritation des parties génitales , ils disparoissent le plus souvent par l'usage des bains tièdes et des boissons rafraîchissantes.

aussi offert plusieurs exemples ; à un régime malfaisant qu'elles ont été forcées de
suivre , à la mauvaise qualité de l'air et du
climat qu'elles habitent , etc. , etc. Je crois
devoir rapporter ce que dit Ambroise Paré
sur les différentes causes qui peuvent produire ces maladies (1). Voici comment
s'exprime ce grand homme (2) : son langage , quoique gaulois , est assez facile à
entendre , pour que je sois dispensé de ré-
diger ses idées dans le langage actuel. « Les
» causes des fleurs blanches , dit cet auteur,
» viennent souvent par la débilitation de
» la concoction de l'estomac ou de tout le
» corps , et de grande tristesse , ou pour avoir
» usé de trop de viandes crues et flegma-
» tiques. Le cours de ces fleurs , combien
» qu'elles soient blanches , conservent le
» corps en santé ; pourvu qu'icelui soit mo-
» déré , à savoir qu'il ne soit trop grand ni

---

(1) Ce sentiment d'Ambroise Paré se trouve déjà con-
signé dans mon Traité de la Gonorrhée bénigne, où j'ai
tracé , ainsi que je l'ai déjà annoncé , le traitement que
doivent suivre les hommes qui sont attaqués de cette
maladie , et les femmes qui se plaignent des fleurs
blanches. Cet Ouvrage se trouve chez le même Libraire.

(2) De la Génération , liv. IV.

» trop petit, et n'aye nulle acrimonie ; au-
» trement tel flux engendre débilitation et
» lassitude universelle de tout le corps, tris-
» tesse qui ne se peut appaiser par la ver-
» gogne du découlement d'un tel flux d'hu-
» meurs œdomateuses aux jambes, et fait à
» d'aucunes descendre la matrice en bas, ce
» que nous avons par ci-devant appelé pré-
» cipitatition de matrice. Tel flux empêche la
» conception, parce qu'il corrompt la se-
» mence ou la contraint de sortir : en s'écou-
» lant aussi, quelquefois acquiert une acri-
» monie pour avoir demeuré cinq ou six mois
» sans être évacuée, lequel s'apostême au
» corps de la matrice ou au col d'icele et
» acquiert pourriture, laquelle est souvent
» jetée hors, qui cause ulcères putrides et
» chancreuses ; à aucunes femmes, se font
» apostêmes aux aînes et hanches, qui est
» souvent cause de leur mort, et le plus
» souvent pour ne s'être montrées et décla-
» rées à leurs médecins et chirurgiens en
» temps opportuns, pour honte et vergogne
» qu'elles ont à montrer leur mal.

» Par-tant, ajoute Ambroise Paré, les ma-
.» ladies de la matrice sont difficiles à con-
» noître et difficiles à curer, car la matrice

» reçoit les plus grandes superfluités de tout
» le corps, tant parce qu'elle est partie dé-
» bile, que parce qu'elle est située en bas,
» et a plusieurs vaisseaux qui aboutissent
» en soi, et davantage est naturellement
» sujette à purgation et fluxions (1). »

J'ai rapporté, dans l'ouvrage auquel je viens de renvoyer, l'exemple de plusieurs personnes qui ne pouvoient manger, avec excès, du lait et des fruits, même d'une excellente qualité, ni faire usage de boissons froides, sans être attaquées presque aussitôt de ce genre d'écoulement; d'autres qui, ayant à se plaindre de cette maladie depuis douze ou quinze ans, sont beaucoup

---

(1) La pudeur mal entendue dont parle Ambroise Paré, se rencontre encore très-fréquemment de nos jours; je suis souvent consulté pour des accidens semblables, par des personnes qui, pour avoir fait long-temps un mystère de leur maladie, lui ont laissé faire les plus fâcheux progrès.

On m'écrivit de Bordeaux, il y a quelque temps, qu'une dame, ci-devant religieuse, étoit, depuis plusieurs jours, dans des souffrances horribles, et que son médecin, qui n'a point été appelé assez tôt, craint beaucoup pour les jours de cette infortunée, victime d'une pudeur si préjudiciable.

plus tourmentées toutes les fois qu'elles prennent de la bière blanche, du sirop de groseille, ou de quelque autre boisson également acide et trop rafraîchissante.

Le passage subit d'une atmosphère tempérée dans une atmosphère froide et humide, peut de même, en resserrant les pores et les autres excrétoires, forcer la transpiration insensible à rétrograder, et à se jeter sur les organes de la génération. J'ai connu une dame qui, dans l'été, ne pouvoit jamais rester quelques momens dans sa cave, sans avoir, pendant plusieurs jours, un écoulement qui ne cédoit qu'à l'usage d'une boisson sudorifique ; j'ai traité, il y a quelques années, deux hommes chez qui la même cause avoit produit les mêmes effets.

Caractères variés de la gonorrhée bénigne et des fleurs blanches.

La gonorrhée bénigne et les fleurs blanches présentent des qualités et des couleurs différentes, selon le plus ou le moins de séjour que fait l'humeur de la transpiration, selon la nature du vice qui la fait aborder sur les parties génitales, et de l'air qui l'altère : quelquefois cette humeur est aqueuse et très-fluide, d'autres fois elle est dense et gluante, douce et bénigne, et ne cause point d'irrita-tion; d'autres fois elle est âcre et irritante, et quelquefois corrosive, au point de ronger les parties sur lesquelles elle se dépose : il est cependant rare que cela arrive lorsque cette maladie est récente, quoique plusieurs auteurs parlent de faits semblables chez de jeunes filles mal réglées : j'en ai vu plusieurs dont les règles étoient retardées ou supprimées, et qui m'ont assuré qu'elles éprouvoient des cuissons très-incommodes avec un très-grand échauffement, mais qui cessoit d'exister, comme on le voit presque toujours, dès que les règles paroissoient, ce qui les dispensoit de faire des remèdes.

L'odeur de la matière de la gonorrhée et des fleurs blanches, dépend encore de son séjour plus ou moins long dans les parties génitales; quelquefois elle n'a aucune odeur, mais quelquefois aussi elle est d'une fétidité insupportable.

Je fus consulté, il y a quelques années, par une dame attaquée depuis assez long-temps de fleurs blanches; l'odeur de la matière morbifique étoit si forte et si désagréable, que j'avois de la peine à résister auprès d'elle ; elle-même s'en trouvoit incommodée ; cette femme avoit un ulcère à la matrice ; la même odeur ne se manifeste point aussi fréquemment chez les hommes.

Fernel pensoit que la couleur verdâtre de la matière des fleurs blanches étoit une preuve d'érosion et d'ulcère ; mais cette assertion est souvent démentie par l'observation.

L'humeur glaireuse doit être considérée comme le seul gluten qui unit ensemble des sables ou graviers, ce qui forme la pierre ou le calcul.

J'ai déjà dit que l'humeur pituiteuse ou glaireuse étoit la cause de la formation de la pierre ; j'ai consulté beaucoup d'auteurs pour obtenir des notions sur ce sujet ; mais presque tous se sont bornés à citer les endroits où le scalpel en a rencontré ; néanmoins, ce que quelques-uns disent du liquide dans lequel ils ont découvert des pierres, et la description qu'ils en ont faite, vient à l'appui de ce que j'ai avancé, et nous apprend en même temps que le foie, les reins et la vessie ne sont point les seuls organes où elles se forment.

On lit dans les *Mémoires de l'Académie des Sciences* 1706, pag. 5og, qu'on trouva trente-trois petites pierres dans la vésicule du fiel d'un homme mort à la suite d'accès très-violens de frénésie, qui se répétèrent très-souvent pendant deux années; ces pierres étoient les unes grosses comme des noyaux de nèfles, et les autres à peu près comme des grains d'orge, toutes de figures irrégulières, légères, friables, inflammables, qui ne parurent venir, selon l'auteur de l'article, que de la bile épaissie et grumelée. Cet homme avoit passé sa vie dans des occupations continuelles qui exigeoient une grande contention d'esprit, et faisoit assez souvent usage des liqueurs fortes.

M. Boirel, est-il dit dans le Journal de Blégny, *Nouv. Découv.* 1679, juin, page 23o, ayant été mandé au village de Beaurepaire, près Argentan, pour voir un homme sujet à une fièvre lente, il lui trouva un abcès sous la langue, dont la grosseur étoit si considérable, qu'il l'empêchoit de fermer la bouche, et qui étoit si enflammé et si douloureux, qu'il lui excitoit une salivation continuelle; ce qui, ayant obligé M. Boirel d'en faire l'ouverture, il en sortit une grande quantité de matière semblable au blanc d'œuf cru (*album ovi*), et une pierre d'une couleur blanche et raboteuse de la grosseur d'une amande couverte de sucre et à peu près de même figure ; les accidens se dissipèrent, et le malade fut guéri en quatre jours.

Un malade des environs de Toulouse m'envoya, il y a à peu près quinze ans, une pierre grosse comme un pois ordinaire ; cette pierre s'étoit formée dans l'épaisseur de la lèvre inférieure. Elle me fut envoyée encore couverte d'une glaire blanche, mais desséchée, au milieu de laquelle elle parut avoir pris naissance ; un chirurgien la retira par une incision faite à la partie, qui, depuis fort long-temps, étoit devenue très-douloureuse. Le malade avoit eu des chagrins très-vifs, sa peau étoit constamment sèche, l'estomac foible, et ses selles en partie glaireuses.

⁕ On rapporte dans les *Transactions philosophiques*, année 1665, qu'à l'ouverture de la poitrine du comte de Ballarès, il sortit une grande quantité de liqueur épaisse et blanche, et que l'on trouva vers la base entre les deux ventricules, deux pierres dont l'une étoit de la grosseur d'une amande, et l'autre longue de 2 pouces et large de 12 lignes.

Welschius, médecin allemand, assure qu'un charpentier tourmenté par une toux sèche, rendit beaucoup de pierres dures et murales parmi une pituite visqueuse ; il recouvra d'abord la santé à l'aide de quelques remèdes appropriés, mais quelque temps après il mourut de consomption.

Planque, *Bibl. de Méd.*, tome VI, p. 5o6, nous apprend que dans la partie inférieure du lobe du foie d'une femme de trente-trois ans, morte d'un catarre suffoquant, se trouva une vessie longue de six à sept pouces ; on n'y apercevoit aucun vaisseau ni aucun canal, la membrane en étoit épaisse et remplie d'une humeur visqueuse, qui renfermoit dans son milieu une pierre un peu moins grosse qu'un œuf de poule.

Becquers, au rapport du même auteur, assure qu'ayant fait prendre à un vieillard atteint d'une colique violente une émulsion térébenthinée avec la décoction de Forestus, et des clystères émolliens, où entroient le sagapenum et le bdelium, il rendit quatorze pierres enveloppées de mucilage, *ibid*, p. 5i7.

On trouve dans les Collections philosophiques 1679, n°. 3, l'histoire d'une jeune

femme de Berne, qui a rendu un nombre prodigieux de pierres. « Sa maladie, est-il
» dit, commença par des vessies érysipé-
» lateuses, qui paroissoient tantôt dans un
» endroit et tantôt dans un autre ; à la sup-
» pression de ces vessies succéda une co-
» lique néphrétique, dans laquelle la ma-
» lade rendoit les lavemens par la bouche,
» avec une grande quantité de pierres et de
» gravier, et toujours sans mélange d'aucun
» excrément. Ces pierres étoient presque
» aussi dures que du caillou et les écailles
» pierreuses, dures et semblables à du mar-
» bre blanc. » On réitéra les lavemens qu'elle
rendit toujours par la bouche, mais la quantité des pierres étoit bien plus grande ; au
commencement, elles n'étoient pas plus
grosses que des petits pois, mais elles étoient
alors égales et même plus grosses que de
petites avelines ; la malade se plaignoit d'une
grande douleur à la vessie, et d'une envie
continuelle d'uriner. La sonde introduite
ne fit point couler une seule goutte d'urine ;
on ne put même retirer cet instrument
qu'avec quelque effort, comme si elle eût
été enfoncée dans de la glu ; on reconnut,
dit-on, que la vessie étoit remplie d'une

humeur muqueuse (1) ; on soupçonnoit qu'il se formoit des pierres dans les reins, dans la vessie et dans les glandes du mésentère, comme il s'en forme dans l'estomac et dans les intestins. Lorsqu'on touchoit son ventre avec la main ou qu'elle faisoit des efforts pour vomir, l'on entendoit le choc des pierres ; et lorsqu'elle en rendoit en vomissant, il s'en trouvoit plusieurs qui paroissoient n'être que des fragmens détachés d'autres pierres restées au-dedans. Mais ce qu'il y a de singulier, c'est que cette femme pendant tout le cours de sa maladie, eut de belles couleurs et le visage toujours aussi bon que si elle eût joui d'une santé parfaite. Enfin, par le moyen des bains, des eaux de fontaine imprégnées de nitre ou de sel polychreste, on parvint à lui faire rendre, par la voie des urines, le sable et le gravier qu'elle jetoit auparavant par le vomissement, mais il sembloit que cette maladie n'étoit pas encore terminée.

Je finissois cet article, déjà bien long,

---

(1) Comme beaucoup d'auteurs, celui de cette observation appelle *muqueux* ce qui doit être nommé *glaireux.*

lorsque parcourant plusieurs volumes du *Mercure de France*, j'ai trouvé dans un numéro du mois de juin 1731, pag. 1217, une lettre dans laquelle il est dit que l'on considère la pierre comme un amas de sels fixés par la chaleur des reins qui, étant entraînés avec l'urine dans la vessie, s'y assemblent et forment un corps par le moyen des *glaires* qui, comme un mastic, les lie ensemble et devient dur par la chaleur de ce viscère.

Beaucoup de savans célèbres, parmi lesquels on remarque en France MM. Fourcroy et Vauquelin, se sont occupés de découvrir tant la nature du gluten qui unit ensemble les particules terreuses formant la partie solide de la pierre, que celle de ces mêmes terres, dont la diversité leur a paru former autant d'espèces de pierre ou calcul; d'après les données que leur ont fournies leurs expériences sur cette matière importante, ils se sont long-temps livrés à la recherche des remèdes propres à dissoudre ces sortes de concrétions, dans quelques parties qu'elles se rencontrent; déjà quelques essais en ont démontré la possibilité : mais ce qui a retardé, sans doute, la publication du résultat complet de leurs travaux, c'est qu'on n'a point encore découvert le moyen de mettre les organes à l'abri de l'action délétère des dissolvans reconnus.

Un auteur anonyme (*Eph. Germ. dec.* 1, *an 2, obs.* 158, *pag.* 420), en témoignant sa surprise de ce qu'on ne se soit pas plus occupé de la recherche d'un dissolvant de la pierre, que l'on introduiroit dans la vessie ; remède, dit-il, qui seroit beaucoup plus efficace que celui qu'on prendroit par la bouche , lequel seroit altéré par la digestion avant qu'il parvienne dans la vessie , propose de faire des expériences dans un vaisseau de verre et de l'employer en injection. 1º « Si, dit-il, la li-
» queur qu'on aura éprouvée et qu'on aura
» mêlée avec de l'urine chaude, ne la coagule
» point, et qu'elle ne produise point un sé-
» diment épais ; 2º si cette liqueur fond les
» calculs sans fermenter ; et 3º si, introduite
» dans une vessie de porc nouvellement tué,
» elle ne la réduit point en gelée, comme font
» les acides ; ou, si elle ne la ronge pas, comme
» font les alcalis forts, ou qu'elle ne la crispe
» pas, non plus que son sphincter, qu'il ne
» faut pas qu'elle rétrécisse. »

Traitement des Hémorroïdes.

Lorsqu'après un mûr examen, les hémorroïdes paroîtront évidemment dépendre de *l'humeur glaireuse seule*, soit que les vaisseaux soient ouverts, soit qu'ils soient tuméfiés, avec et sans douleur (1), on commencera le traitement de cette maladie par la décoction n° 1, dont le malade prendra cinq verres par jour, deux à jeun, le troisième une heure avant le dîner, et les deux derniers cinq heures après; on observera de mettre entre ces deux verres, ainsi qu'entre ceux du matin, un intervalle d'une heure.

Après avoir pris cette décoction deux jours, on y ajoutera des purgatifs que l'on combinera avec les toniques, ainsi que je l'ai recommandé au commencement de cet ouvrage. On les continuera un mois au moins sans interruption; s'il arrivoit cependant que le malade s'en trouvât fatigué ou échauffé, il les suspendroit, de temps à autre, deux ou trois jours de suite.

––––––––––

(1) Cependant si les douleurs avoient des intervalles marqués et un peu longs, il vaudroit mieux les attendre.

Quant à la décoction, il la continuera tous les jours ; s'il arrivoit encore qu'elle l'échauffât trop, ce qui se connoîtroit ou à la sécheresse de la bouche, ou à une grande altération, ou à des cuissons en urinant, ou à la couleur extrêmement rouge des urines, on lui substitueroit la décoction n° 2 ; mais comme elle est encore échauffante, quoique beaucoup moins que la première, dans le cas où elle ne diminueroit point les accidens dont je viens de parler, il faudroit lui faire prendre l'infusion n° 3, à laquelle je préviens qu'on ne doit avoir recours que lorsqu'on l'a jugée absolument nécessaire, parce qu'elle doit être seulement considérée comme le correctif des boissons précédentes, et non comme un médicament indiqué dans la cure de cette maladie. On peut donc prendre indifféremment avec l'une ou l'autre *de ces boissons* des purgatifs unis aux toniques ; c'est au médecin, d'ailleurs, à juger, d'après les effets de ces remèdes, du temps qu'ils doivent être continués et des circonstances où ils doivent les employer.

Après avoir évacué le malade pendant un mois, on ne fera usage des purgatifs que d'un jour l'un pendant la première quinzaine; de deux jours l'un la seconde, et de quatre en quatre jours le reste du temps, jusqu'à parfaite guérison.

Tel est le traitement simple des hémorroïdes; mais il est des moyens secondaires qui ne doivent point être negligés, comme les demi-bains tièdes, les bains même entiers, lorsque le sujet est d'un tempérament bilieux et sec; j'observe néanmoins qu'on ne doit y recourir que le second mois du traitement, et ne les prendre jamais entiers les jours où l'on se purgera; lorsqu'on les prendra même à demi, ce ne sera, pour les jours de purgation, que le soir, une heure avant souper, ou, ce qui est préférable, le matin une demi-heure avant de prendre le premier verre de la décoction.

On peut encore venir au secours de la nature par des remèdes extérieurs propres à diviser l'humeur hémorroïdale, et la résoudre dans la masse des liqueurs; en voici un, indiqué par Borellus, que j'ai toujours employé avec succès.

Remède de Borellus.

Prenez de cloportes, quatre onces.
  de racines ou barbes de poireau, une once et demie.
  d'huile d'olive, quatre onces.

Concassez ces racines et les cloportes, faites-les bouillir dans une demi-livre d'huile de lin pendant une heure, retirez ensuite du feu, laissez reposer, passez dans un linge, et vous en servez au besoin.

Ce remède n'a pas seulement la propriété de diviser l'humeur, il est encore anodin ; j'ai observé qu'il calmoit les douleurs les plus vives.

Décoction, N⁰. 1.

Prenez une demi-once de salsepareille, faites-la bouillir un quart-d'heure dans une pinte d'eau, laissez reposer une demi-heure, passez dans un linge, et en formez cinq verres à prendre aux heures indiquées ci-dessus.

Décoction, N⁰. 2.

Prenez de racine de bardane, ⎫ une demi-once
 et de chardon bénit, ⎬ de chaque.

Pour la même quantité d'eau que pour la décoction précédente, ces deux racines n'ont besoin de bouillir qne deux minutes ; on doit aussi laisser reposer une demi-heure, et passer dans un linge.

Infusion, Nº. 3.

Prenez fleurs de violette,
  de guimauve,
  de tussilage,
  de bouillon blanc, } une bonne pincée de chaque.

Pour une pinte et demie d'eau, il suffit que ces quatre fleurs éprouvent un bouillon ou deux ; on laissera reposer un quart d'heure ; cette infusion devra aussi être passée dans un linge ; on en formera neuf doses, à prendre quatre le matin à jeun, de vingt minutes en vingt minutes, deux avant dîner, et trois autres cinq heures après ; ces trois doses, ainsi que les deux que je conseille avant dîner, doivent être également prises de vingt minutes en vingt minutes.

Du traitement composé ou relatif des Hémor-
roïdes, dans les cas où elles seroient provo-
quées par un vice dartreux ou psorique
(galeux).

Après avoir pris tous les renseignemens
que l'on croira nécessaires pour s'assurer si
les hémorroïdes sont occasionnées par un
vice dartreux ou psorique (galeux), on fera
commencer le traitement par la décoction
suivante, n°. IV, qu'on divisera en six verres,
à prendre aux heures indiquées dans le traitement simple pour les deux premières boissons ; à cette décoction on devra ajouter, de
trois en trois jours, pendant un mois, deux
gros de follicules, et deux gros de sel d'Epsom , ou seulement un gros de chacun de
ces purgatifs, si le malade étoit d'un tempérament délicat, et s'il étoit sujet à des
maux de nerfs.

Le second mois du traitement, on commencera à attaquer l'humeur glaireuse ; mais
comme les vaisseaux de l'extrémité du rectum se trouvent être le siége de l'humeur
morbifique, et que là , plus que partout
ailleurs, les nerfs sont faciles à irriter, on
n'emploiera les purgatifs , toujours combi-

nés avec les toniques, qu'à très-petite dose, surtout en commençant. Il faut absolument, pour guérir cette maladie, que l'on soit évacué au moins une fois par jour, on devra donc en augmenter la dose jusqu'à ce qu'on ait reconnu celle qui convient pour procurer les deux évacuations qui devront avoir lieu un mois entier, à moins que le malade ne se trouve fatigué, ce qui exigeroit, de temps à autre, une suspension de quelques jours.

Le premier jour où l'on commencera à évacuer l'humeur glaireuse, on mettra le malade à l'usage de la composition nº. 5 ; après ces deux mois de traitement, on lui fera prendre, de deux jours l'un, un bain tiède, jusqu'au nombre de quinze, et il ne fera plus usage, jusqu'à parfaite guérison, que de la décoction nº. 6 qu'il prendra aux heures indiquées pour celle nº. 1 ; on ajoutera à cette décoction un gros de follicule et un gros de sel d'Epsom.

Décoction, Nº. 4.

Prenez de racines fraîches de patience, } une demi-once
et de bardane, } de chaque.

Pour environ une pinte d'eau , la racine de bardane doit bouillir deux minutes ; la patience n'a besoin que d'infuser, on laisse reposer une demi-heure, on passe dans un linge fin , et le malade en prend aux heures indiquées ci-dessus.

Composition, N°. 5.

Prenez de muriate de soude
    (sel marin ,)
    de chaux vive,
    de soufre sublimé,
    (fleur de soufre,)
deux onces de chaque, réduits l'un et l'autre en poudre très-fine.

On mêle ensemble ces trois objets, et on en forme seize doses de trois gros chaque ; on partage chaque dose en deux portions, une pour le matin, et l'autre pour le soir ; on compose avec ce mélange et quantité suffisante d'huile d'olive, une espèce d'onguent, dont le malade se frotte les articulations jusqu'à ce que tout soit introduit dans le sang ; comme le traitement dure un mois, on prépare deux fois le même remède.

Décoction, N°. 6.

Prenez de fleurs de scabieuse, une bonne pincée,
    de fumeterre,
    de cresson de fontaine , } une petite poignée
    et de cerfeuil , } de chaque.

Pour une pinte d'eau , on fait bouillir les trois premières plantes une minute : le cerfeuil n'a besoin d'éprouver qu'un ou deux bouillons.

Caractères qui appartiennent aux vices galeux (*ou* psoriques) *et dartreux.*

———

Du vice psorique.

Quoique peu de personnes ignorent ce qu'on entend par gale et dartres , je ne me crois pas dispensé d'en donner ici une courte description ; je pense même que ceux que cet ouvrage intéresse seront bien aises de l'avoir sous les yeux.

On nomme *gale* , une maladie de la peau dont les symptômes constans sont des pus-

tules entre les doigts, aux mains, aux poi-
gnets, aux bras, aux jarrets, aux cuisses,
aux jambes, et souvent partout le corps,
excepté au visage, avec une grande démangeaison, surtout aux parties qui en sont
couvertes.

On en distingue deux espèces ; gale ca-
nine, gale sèche, et grattelle, sont les noms
qui ont été donnés à la première, parce que
les chiens y sont sujets, qu'elle suppure peu,
et qu'on se gratte sans cesse ; on nomme la
seconde espèce, grosse gale ou gale humide.

Des Dartres.

On distingue plusieurs espèces de dartres;
on les appelle discrètes, quand elles sont séparées les unes des autres, comme on le voit
quelquefois, lorsqu'elles ont leur siége sur
le visage ; on reconnoît aisément ces sortes
de dartres, parce qu'elles s'élèvent en pointe,
qu'elles ont une base enflammée, dont la
rougeur et la douleur disparoissent dès
qu'elles ont jeté la petite quantité d'humeurs
qu'elles contenoient, après quoi elles se
sèchent d'elles-mêmes.

On les nomme confluentes, lorsqu'elles

sont réunies plusieurs ensemble en formes circulaires ou ovales. Ces dartres sont ordinairement malignes ; elles rongent quelquefois la partie où elles sont placées, ce qui leur fait aussi donner le nom de dartres rongeantes : elles sont accompagnées de grandes démangeaisons qui se changent souvent en douleurs très-vives.

Il existe encore une autre espèce de dartres, qu'on nomme miliaire ; c'est celle dont les boutons sont petits, ramassés et accompagnés communément d'inflammation ; les boutons se remplissent d'une matière blanchâtre, se couvrent ensuite d'une croûte ronde ; c'est ce qui forme la dartre.

Traitement composé des Hémorroïdes compliquées avec le scorbut.

S'il est une complication morbifique qui mérite la plus grande attention, c'est sans contredit celle des hémorroïdes avec le scorbut, surtout lorsqu'elles fluent, puisque le sang est disposé à se dissoudre, et que ce dernier accident ne peut faire que des progrès très-rapides. Deux indications se présentent dans la cure de cette maladie, celle de consolider le système vasculaire, d'augmenter la consistance du sang, en rapprochant ses molécules rouges, et celle de débarrasser ce fluide d'une sérosité trop abondante. Les remèdes propres à évacuer l'humeur glaireuse ne peuvent jouer, comme purgatifs, qu'un rôle secondaire ; il faut absolument avoir recours aux remèdes indiqués dans le scorbut ; voici comment je me comporte toujours en pareille circonstance.

Je commence le traitement par la décoction n°. 7. Je la fais prendre seule au malade trois jours de suite, et aux heures indiquées dans le traitement simple ; le quatrième jour jusqu'au douzième, je fais ajouter un gros et demi de sulfate de potasse (sel de duobus) (ce sel doit être jeté dans cette boisson en la retirant du feu), et le treizième jour je fais purger le malade avec une once de sirop de fleurs de pêcher, et une demi-once d'huile de palma-christi. Si cette médecine ne fatigue pas trop, on la réitère deux jours après ; le malade continue ensuite la même boisson jusqu'au vingtième jour de son traitement, et le vingt-unième on lui fait prendre la décoction n°. 8, qu'il doit continuer jusqu'à parfaite guérison , ainsi que l'opiat n°. 9.

Décoction, N°. 7.

Prenez de racines de chardon roland , et d'aunée, } une demi-once de chaque.

de feuilles de bourrache, et de buglose , } une poignée de chaque.

de feuilles d'alléluia , de cresson de fontaine , et de cochléaria , } une demi-poignée de chaque.

Pour une pinte d'eau , les racines de chardon roland et d'aunée doivent bouillir quatre minutes , et le reste une minute ; de sorte qu'on les ajoutera aux racines une minute avant de tirer la cafetière du feu ; on laissera reposer demi-heure pour passer ensuite dans un linge.

Décoction, N° 8.

Prenez de racine de pimprenelle blanche,
  d'aunée,
  de valériane,   trois onces
  de bardane,   de chaque.
  et de raifort sauvage,
  de cresson de fontaine,
  de cochléaria,
  de becabunga,   une petite poignée
  de fumeterre,   de chaque.
  d'absinthe minor,
  et de petite centaurée,

Mettez le tout dans une cucurbite de cui-
vre étamée ; ajoutez-y trois gros de sel muriate d'ammoniac (sel ammoniac) en poudre ;
versez dix pintes de bon vin rouge ordinaire,
couvrez la cucurbite avec du linge et un par-
chemin mouillé, passez-le au bain-marie,
ou bain de cendre très-doux ; laissez-le infuser pendant douze heures, ayant soin de
remuer le vaisseau de temps en temps ; laissez refroidir sans déboucher, et passez le tout
à froid. Mettez ce vin au frais dans des bou-
teilles que vous aurez soin de bien boucher ;
la dose est d'un petit verre deux fois le jour,
le matin à jeun, et cinq heures après avoir

dîné ; on continuera ce remède, ainsi que l'opiat, jusqu'à parfaite guérison.

Opiat, N° 9.

Prenez de carbonate de fer, (safran de mars apéritif), } deux gros.
  de gomme ammoniaque, *idem.*
  de jalap, trois scrupules.
  de rhubarbe, en poudre, *idem.*

Faites une masse pillulaire avec suffisante quantité de sirop de fleurs de pêcher ; la dose est, pour chaque jour, d'un scrupule divisé en bols de six grains. Ces bols seront pris le matin à jeun, pendant quinze jours, et ensuite d'un jour l'un jusqu'à la fin du traitement ; si le malade se trouvoit fatigué ou échauffé, on les lui feroit suspendre ; dans le cas où il ne seroit point évacué au moins une fois chaque jour, on augmenteroit successivement la dose du jalap.

Pendant l'usage de ce vin et de cet opiat, le malade adoptera pour boisson ordinaire l'infusion suivante, à l'exception de ses repas où il boira du vin trempé.

Infusion, N° 10.

Prenez de fleurs de violette,
Et de fleurs de tilleul, } une pincée de chaque.

Pour une pinte d'eau, ces fleurs n'ont besoin que d'infuser ; on passe dans un linge, après avoir laissé reposer une demi-heure, et on y ajoute une once de sirop antiscorbutique : dans le cas où le malade se trouveroit trop échauffé, on substitueroit à ce sirop une once de miel de Narbonne.

Les bains sont-ils nécessaires dans le traitement des Hémorroïdes?

J'ai déjà dit que les bains pouvoient concourir à la guérison des hémorroïdes, surtout dans les grandes chaleurs, et uniquement lorsque le malade est d'un tempérament bilieux et sec : ils deviennent presque toujours indispensables lorsqu'on ne peut douter de la présence d'un vice dartreux ou psorique ; mais ils sont inutiles, et même dangereux, lorsque les hémorroïdes sont compliquées avec le scorbut.

Ce que je viens de dire des bains, je ne le

dirai pas de l'exercice, qui, lorsqu'il est pris avec modération, peut être grandement utile dans cette maladie, puisqu'il tend à donner de la force et de l'énergie aux solides, et à ranimer la transpiration insensible; on sait que l'exercice rend robuste, et l'expérience prouve tous les jours que la plupart de ceux qui n'en prennent point sont foibles et délicats. Si, comme je l'ai dit dans mon ouvrage sur la Gonorrhée bénigne et les fleurs blanches, ces maladies résistent à toute espèce de remède, et cèdent à un exercice doux, égal, et plus ou moins prolongé, à plus forte raison les personnes qui sont attaquées des hémorroïdes doivent-elles avoir recours à ce moyen, puisqu'elles éprouvent tous les jours que le repos les augmente (1); il faut donc de toute nécessité que ces malades, surtout

---

(1) Des employés dans les bureaux, et tous ceux qui, par état, sont forcés d'être long-temps assis, l'ont observé avec raison, et disent que la chaleur du siége augmente le gonflement des veines hémorroïdales, et très-souvent même les douleurs, ce qui a fait imaginer à plusieurs un bourrelet creux, de manière que l'anus est élevé de deux pouces au-dessus du siége. Je conseille à ceux qui se trouvent dans le même cas, d'adopter la même méthode.

ceux qui ont la fibre naturellement lâche, considèrent l'exercice, sinon comme une jouissance, au moins comme un remède dont ils peuvent espérer le plus grand bien.

Caractère du Scorbut.

On connoît le scorbut au relâchement, au gonflement, à la lividité et au saignement des gencives; les dents sont ordinairement noires, tiennent peu dans les alvéoles, et chez beaucoup de sujets elles tombent; quelques-uns ont des ulcères à la bouche, avec une très-grande puanteur; d'autres ont des taches rouges, livides, et quelquefois jaunes sur la peau, et éprouvent en même temps des douleurs vagues, et des lassitudes dans les bras et dans les jambes; d'autres enfin, et ce sont les plus malades, ont des ulcères en différentes parties du corps; quelques-uns de leurs membres sont attaqués de la gangrène sèche, et leurs os se carient. On peut donc assurer que ces derniers, qui ont presque toujours le malheur de se plaindre des autres accidens, sont attaqués du scorbut confirmé, tandis que les autres n'ont, à proprement parler, qu'une disposition pour laquelle on ne doit pas moins faire suivre le traitement que nous venons d'indiquer pour ceux chez qui cette maladie est compliquée, ou est devenue la cause première des hémorroïdes. On connoît encore le scorbut confirmé au visage pâle et bouffi, à des gencives rouges, sanguinolentes et ulcérées ; si on les presse tant soit peu, il en sort de la sanie ; je les ai vues quelquefois si lâches, qu'on pouvoit ôter aisément les dents de leurs alvéoles ; les jambes, les cuisses, les bras et la poitrine sont couverts de taches rouges, ou plutôt noires ou livides ; le nez, ainsi que la bouche, est plein d'ulcères ; les malades respirent difficilement, ou ressentent des douleurs vagues partout le corps ; leur haleine, leurs selles et leurs urines sont d'une fétidité insupportable ; on sent à la langue et à la gorge, une difficulté d'avaler qui est habituelle ; ils sont sujets à la fièvre, aux défaillances, aux hémorragies, comme le flux hémorroïdal, et à des saignemens de nez.

Du Traitement de l'Asthme.

On doit avoir égard à deux états dans le traitement de l'asthme, le paroxysme et le repos.

Médicamens à employer dans le paroxysme ou accès de l'Asthme.

Le paroxysme, ou accès de l'asthme, étant occasionné par la saturation complète du foyer d'irritation établi sur la poitrine ou les parties qui l'environnent, il faudra tout mettre en usage pour débarrasser ce foyer, et faire prendre aux humeurs qui s'y portent une direction différente : c'est dans ces vues que la saignée a d'abord été conseillée ; mais comme l'humeur de la transpiration, plutôt que le sang, est la principale cause de cette maladie, on ne doit se décider à diminuer le volume de ce fluide (diminution qui a presque toujours des inconvéniens, parce qu'il y a peu de tempéramens à qui elle convienne), qu'après avoir eu recours aux moyens qui peuvent remplir les mêmes indications, et dont les effets ne peuvent jamais nuire ; aussi on commencera le traitement de l'asthme par le lavement n° 11 ; on fera prendre en-suite l'infusion n° 12 ; on tentera les bains de pieds ; on mettra dans l'eau tiède une poignée de sel marin.

Mais avant d'entrer dans ce bain, qui doit être raisonnablement chaud, et surtout pendant que le malade y sera , on lui fera prendre l'infusion, et l'on s'occupera de conduire les humeurs sur les intestins et de les évacuer par les selles , afin de seconder par-là l'effet du lavement que je viens de conseiller. On sent combien peuvent être utiles des moyens dérivatifs, et propres en même temps à débarrasser les fluides de la sabure glaireuse dont ils sont surchargés.

Quelques auteurs ont recommandé de faire vomir dans le paroxysme ; mais outre qu'une pareille évacuation ne produit pas toujours l'effet qu'on en attend , elle peut aggraver la maladie, en favorisant la disposition qu'a la matière de la transpiration à se porter sur la partie supérieure du tronc ; il vaut donc bien mieux (et l'expérience me l'a toujours prouvé) conduire les humeurs sur le tube intestinal, et les évacuer par cette voie.

On peut encore avoir recours à des cordiaux , à des potions propres à diviser l'humeur glaireuse : aussi indiquerai-je bientôt la potion cordiale et le lok recommandés par Helvétius , remèdes que j'ai employés avec succès dans le dernier degré de l'asthme; c'est-à-dire dans cet état où le malade est obligé de se tenir sur le séant , et de faire

des efforts en élevant les épaules pour inspirer l'air.

Lavement, N°. 11.

Prenez une petite poignée de séneçon, de
pariétaire et de poirée ou bette, égale quantité pour chaque lavement ; ces plantes
doivent bouillir deux minutes seulement,
dans une quantité d'eau qu'on jugera suffisante pour remplir la seringue ; on délaiera,
dans la décoction, deux onces de miel mercuriel, et une de lénitif fin, ou, à sa place,
égale quantité de diaphœnic ou d'hiérapi-
cra ; j'observe qu'il ne faudroit pas donner
au malade le lavement entier, surtout s'il
avoit le ventre gros et tendu, parce qu'il y
auroit à craindre que les intestins, trop
remplis, et par conséquent très-délicats,
ne pressassent trop le diaphragme contre la
partie inférieure de la poitrine, ce qui rendroit la respiration encore plus difficile. Il
convient donc quelquefois de ne donner au
malade que la moitié du lavement, pour
lui donner l'autre moitié aussitôt qu'il aura
commencé à se vider.

Infusion, N°. 12.

Prenez fleurs de tussilage,
    de coquelicot,
    de pied-de-chat,
    de buglose,   } de chaque une pincée.
    de sureau,
    et de bouillon blanc,
    Une once de miel de Narbonne.

Pour une pinte d'eau, toutes ces fleurs n'ont besoin d'éprouver qu'un ou deux bouillons; on laisse infuser un quart d'heure, on passe dans un linge, on en forme six doses que le malade prendra de demi-heure en demi-heure, si cette boisson passe bien.

POTIONS ET LOKS

RECOMMANDÉS PAR HELVÉTIUS.

Potion.

Prenez un gros de gomme ammoniaque.
    d'eau distillée de racine de brione,   } une once
    de feuilles de véronique,   } de
    de fleurs de tussilage et de coquelicot, } chaque.
    de cloportes préparés, un gros.
    de sulfate de potasse, (tartre vitriolé)
    Porphyrisé, demi-gros.
    confection alkermès, deux gros.
    sirop d'érésimum, une once et demie.

On mêlera bien le tout, et on en donnera au malade, de deux en deux heures, une cuillerée ; on n'oubliera pas de remuer la bouteille toutes les fois qu'on en versera dans la cuiller.

Lok pour faciliter l'expectoration.

Prenez de sirops d'althéa, de Fernel et d'hysope, de
    chacun deux onces.
    d'huile récente d'amande douce, *idem.*
    de poudre d'hysope, un scrupule.
    de blanc de baleine,
    d'antihectique de Potérius, de chacun un gros.

Mêlez le tout exactement, et conservez-le dans une bouteille bien bouchée ; pour se servir de ce lok, on prend un bâton de réglisse aplati et effilé par le bout, on le trempe dans cette composition, et on en humecte la bouche quinze ou vingt fois, soit le jour, soit la nuit, dans le cas où les malades ne dorment que difficilement.

Telle est la conduite que l'on devroit tenir dans le paroxysme ou l'accès de l'asthme qui, chez quelques sujets, est périodique, et chez d'autres est subordonné à certaines températures de l'atmosphère, ce qui fait que les uns se trouvent moins mal que les autres dans une atmosphère humide, et les autres dans un air vif. Aussi n'est-ce pas sans raison (abstraction faite de l'idée qui admet une différence entre les causes morbifiques de l'asthme) qu'on a divisé cette affection en sèche et en humide.

Conduite que doivent tenir les asthmatiques hors de l'accès.

Si dans le paroxysme de l'asthme on doit faire les plus grands efforts pour débarrasser la poitrine de la grande quantité d'humeurs qui la surchargent, afin d'éviter la suffocation, on ne doit pas moins recourir à des remèdes lorsque la crise est passée, et que les humeurs ont presque entièrement abandonné le foyer d'irritation pour reprendre leur cours dans la masse des fluides ; car si la nature n'a pas eu assez d'énergie pour empêcher la formation de l'humeur glaireuse et son transport sur la poitrine, ou sur les parties qui correspondent immédiatement avec cet organe, on doit s'attendre à des accès dont la gravité ne peut aller qu'en augmentant, si l'on ne chasse point cette humeur du sang, ou si l'on ne fait rien pour détruire, ou tout au moins pour rendre moins actif le foyer dont je viens de parler : voici donc ce qu'on devra faire dans le repos.

A l'exception des repas, où l'on boira toujours de bon vin trempé, on adoptera, pour sa boisson ordinaire, l'infusion n°. 3, qui sera partagée en six doses pour chaque jour, si la personne est attaquée de l'asthme vulgairement appelé sec ; et en trois doses si l'on est attaqué de l'asthme humide.

Mais comme dans cette maladie la matière morbifique ne jouit pas chez tous les sujets de la même fluidité, dans le premier cas, c'est-à-dire lorsque l'asthme sera sec ; il faudra prendre cette boisson seule pendant quatre jours de suite, et le cinquième on commencera à purger le malade ; tandis que dans l'asthme humide, on pourra commencer l'usage des évacuans, dès le deuxième jour ; dans les deux cas, les malades doivent obtenir au moins une selle par jour.

Dans l'asthme sec, l'humeur ayant beaucoup plus de densité, et étant par conséquent beaucoup plus difficile à évacuer, on ne sauroit trop délayer ; il seroit même bon de boire, beaucoup plus que je ne l'ai dit, de la décoction dont je viens de parler, si toutefois elle passe aisément, et si l'estomac ne s'en trouve point affoibli.

Après avoir été évacué ainsi tous les jours, pendant trois semaines, on ne se purgera plus que trois jours sur dix, et les sept autres jours on prendroit l'infusion n°. 14. On continuera de cette manière pendant six mois ; au bout de ce temps, on ne se purgera plus que tous les mois pendant cinq jours de suite, si l'on ne s'en trouve pas trop fatigué, et l'on se comportera ainsi jusqu'à ce qu'on ait lieu d'être satisfait du mieux qu'on éprouvera ; dans le cas où cette boisson paroîtroit trop échauffer, il faudroit de temps à autre lui substituer l'infusion n°. 3.

Décoction, N°. 13.

Prenez une demi-once de racine de bardane et une grosse carotte rouge.

ou huit petites, lorsqu'elles ne sont pas plus grosses que le petit doigt. (On doit jeter le cœur des grosses carottes ; les petites seront employées tout entières.)

Pour pinte d'eau, faire bouillir ces deux racines deux minutes, laisser infuser demi-heure, passer dans un linge fin.

Infusion, N⁰. 14.

Prenez de lierre terrestre,
de feuilles d'hysope,
et de bouillon blanc, } de chaque une pincée.

Pour la même quantité d'eau que pour la boisson précédente, et observer les mêmes formalités.

Je viens d'indiquer les moyens qu'on doit employer pendant le paroxysme de l'asthme et dans les intervalles qui les séparent ; je dois encore donner des conseils relatifs à l'air que les malades doivent respirer.

De la nécessité de choisir l'air qui convient aux asthmatiques.

Nous avons dit que l'asthme devoit être divisé en sec et en humide ; cette distinction, aussi précieuse que facile à faire dans ce genre de maladie, ne sauroit être perdue de vue, sans compromettre la tranquillité des malades. Un air vif convient dans l'asthme humide, tandis qu'un air humide est le seul qui soit propre à l'asthme sec ; de sorte que l'on peut en conclure que l'air vif, en donnant du ton aux vaisseaux, accélère la circulation du sang, d'où dépend nécessairement une transpiration plus abondante ; et que l'air humide divise l'humeur morbifique, donne de la souplesse aux solides, et produit le même effet que l'air vif dans le premier cas.

Du traitement de là Goutte.

Je n'appellerai point curatifs les moyens que je vais proposer pour la goutte, parce que je connois trop la difficulté de guérir cette maladie, et que d'ailleurs peu de malades voudroient s'astreindre à un traitement qui seroit peut-être de plusieurs années ; mais ceux que je vais proposer sont si doux, que dans le cas où ils ne rempliroient point entièrement le but qu'on se proposeroit par leur usage, ils sont incapables de nuire.

Comment doit-on considérer la Goutte?

On doit considérer l'humeur goutteuse sous deux points de vue ; ou elle circule presque entièrement avec la masse des fluides , ce qui établit le repos ; ou elle est déposée sur les articulations , ou par son action constamment stimulante, elle provoque le paroxysme et l'entretient : les remèdes doivent donc varier suivant ces deux circonstances.

Conduite à tenir dans le paroxysme de la Goutte et le repos.

Il n'est point de cas où l'on doive plus strictement suivre les préceptes que renferme cet aphorisme d'Hippocrate, *quando natura laborat non turbare opportet*, que lorsque l'humeur goutteuse est fixée sur les articulations en assez grande quantité pour former la crise ; car, outre qu'on n'a pas une très-grande certitude sur les effets des médicamens qu'on pourroit employer à l'intérieur, on doit craindre de contrarier les intentions de la nature, qui d'ailleurs est si puissante, qu'on l'a vue vaincre seule cette humeur, et dissiper sans retour les accidens qu'elle occasionne ; aussi une infusion légère de fleurs de sureau miellée, lorsque le malade est d'un tempérament pituiteux ou phlegmatique, et une infusion de fleurs de violette également miellée, lorsqu'il est d'un tempérament bilieux et sec, des cataplasmes composés d'émolliens et de résolutifs, des frictions légèrement faites avec une flanelle imprégnée des vapeurs d'herbes qui ont les mêmes propriétés, sont-ils les seuls moyens que je conseille pendant la durée du paroxysme ou l'accès ; mais il n'en est pas de même lorsqu'il est terminé.

Traitement de la Goutte hors du paroxysme.

Après avoir laissé reposer le malade quinze jours, et avoir donné le temps aux liquides de reprendre leur équilibre ordinaire, il faut attaquer l'humeur, et, si je puis m'exprimer de cette manière, profiter de la retraite qu'elle a faite sur plusieurs points, parce qu'alors elle n'est plus secondée par l'action stimulante du foyer morbifique; mais comme la goutte, ainsi que les hémorroïdes, peut être occasionnée par des vices étrangers à la transpiration insensible, il faudra, avant de rien entreprendre, en étudier le caractère, et faire adopter un traitement analogue. Je me bornerai à tracer ici celui qui doit être suivi, lorsque la goutte ne peut-être attribuée qu'à cette humeur; que c'est elle qui produit la douleur et l'engorgement souvent considérables des articulations, et lorsque la goutte est compliquée avec les vices psorique, scorbutique ou dartreux, ce qui exige encore la distinction de traitement simple et de traitement composé de la goutte.

Traitement simple de la Goutte.

Si le tempérament est bilieux, on commencera le traitement simple de la goutte par l'infusion n°. 15, ou par celle n°. 16, s'il étoit pituiteux ou phlegmatique. On continuera l'une ou l'autre de ces boissons, six semaines sans interruption. Après en avoir fait usage, le phlegmatique pendant deux jours, et le bilieux quatre jours, on attaquera l'humeur glaireuse en prenant les précautions dont j'ai déjà parlé. Je prie le lecteur de se rappeler qu'il suffit qu'il ait chaque jour deux évacuations.

Après avoir continué ainsi pendant six

semaines, celui qui sera d'un tempérament bilieux et sec, adoptera pour boisson l'infusion n°. 16, et le phlegmatique ou pituiteux celle n°. 18. Il ne sera plus nécessaire qu'ils soient évacués tous les jours comme auparavant ; aussi suffiroit-il de l'être d'un jour l'un, les quinze jours suivans ; de deux jours l'un, le troisième mois ; de quatre en quatre jours, le quatrième mois ; de six en six jours, le cinquième mois ; et ensuite tous les dix jours si ses affaires ne s'y opposent point : je l'invite surtout à ne point se laisser séduire par l'apparence du mieux, qui ne seroit que momentané, s'il s'abandonnoit trop tôt aux seules forces de la nature ; il doit continuer les remèdes deux ans au moins ; il suffit d'y recourir le premier mois de chaque saison, et en se purgeant tous les trois ou quatre jours pendant le courant de ce mois.

Infusion, N°. 15.

Une petite poignée de chicorée sauvage.

de fleurs de mélilot,
de violette,
et de bouillon blanc,   } une pincée de chaque.

Pour une pinte d'eau, ces fleurs n'ont besoin d'éprouver que trois ou quatre bouillons ; on laissera reposer demi-heure ; on passera dans un linge, et l'on en formera six verres qu'on prendra, trois à jeun, à une demi-heure ou trois quarts d'heure d'intervalle, selon qu'elle passera facilement ; une quatrième une heure avant dîner, et les deux dernières cinq heures après.

Décoction, N° 16.

C'est la décoction de racine de bardanne et de carotte, indiquée page 236, à laquelle on ajoutera une petite poignée de saponaire et une pincée de fleurs de tussilage.

Infusion, N° 17.

Fleurs de violette, une pincée.
Feuilles de poirée, } une petite poignée de
et de cerfeuil, } chaque.

Pour quatre verres d'eau, faire bouillir la poirée quatre minutes ; le cerfeuil et la violette n'ont besoin que d'infuser ; ces quatre verres seront pris tous les jours sans discontinuer, et, autant qu'il sera possible, on en boira deux à jeun, le troisième une heure avant dîner, et le dernier cinq heures après.

Décoction, N° 18.

Hyssope,   } de chaque une pincée.
Tilleul,   }
Véronique mâle, une petite poignée.
Une once de bon miel.

Pour une pinte d'eau, ces trois objets ne doivent qu'infuser. On ajoutera le miel en retirant la cafetière du feu.

TRAITEMENT RELATIF

DE LA GOUTTE.

Conduite à tenir dans la Goutte, lorsqu'elle appartient au vice dartreux ou psorique.

On conçoit qu'ayant dans la goutte la même complication à combattre que dans les hémorroïdes, les mêmes moyens, sauf quelques modifications commandées par la diffé-

rence des parties qu'occupe la matière morbifique, doivent être mis en usage; je ne
changerai donc ni les boissons, ni les ingré-
diens qui doivent composer l'espèce de pom-
made avec laquelle on doit se frictionner.
Voici comment on se conduira.

Après les quinze premiers jours qui sui-
vront la crise, le malade commencera son
traitement par la boisson désignée par le
n° 14 (dans le traitement relatif ou composé
des hémorroïdes); on préparera, et dosera
de la manière prescrite au même endroit.
Après avoir pris cette boisson trois jours, on
prendra des purgations douces que l'on continuera six semaines sans interruption, à
moins que le malade, dégoûté ou fatigué,
ne desire une suspension de quelques jours,
mais j'observe que la décoction ne doit point
être suspendue.

Les six semaines accomplies, le malade
prendra des bains tièdes au nombre de neuf;
ces bains achevés, le surlendemain il se purgera et prendra la même décoction qu'il aura
continuée pendant les bains; après s'être
purgé trois jours de suite, il commencera à
employer la composition n° 5, qu'il continuera six semaines; pendant tout ce temps,

il adoptera pour boisson une infusion légère de fleurs de sureau et de miel de Narbonne, si le tempérament étoit bilieux et
sec, ou une infusion de fleurs de violette
également avec le miel, s'il étoit phlegmatique ou pituiteux : il doit en prendre chaque
jour au moins six verres. Après s'être ainsi
frictionné, il reprendra la décoction n° 4, à
laquelle il ajoutera :

> Fleurs de scabieuse, une bonne pincée.
> Fumeterre,
> et cresson,   } de chaque une poignée.

Tous les quinze jours il y jettera les purgatifs que j'ai recommandés et qu'il continuera cinq jours de suite; je l'engage à ne
point abandonner cette boisson, ainsi que
les purgatifs, avant dix-huit mois ou deux
ans; il suffira d'en prendre deux verres à
jeun les jours où il n'aura point cru devoir
se purger.

On pourra de temps à autre, dans les chaleurs de l'été, prendre des bains tièdes.

DU TRAITEMENT DE LA GOUTTE,

Compliquée avec le Scorbut.

Les remèdes que j'ai indiqués, dans le traitement des hémorroïdes compliquées avec le scorbut (1), sont ceux que je conseille dans la maladie qui fait le sujet de cet article ; aussi suivra-t-on le traitement que j'ai prescrit pour le premier accident. Mais j'observe qu'on ne doit jamais purger dans le paroxysme ou accès ; il faut, en attendant sa terminaison, se borner à donner au malade la décocton désignée par le N°. 7, page 122.

Les vers prennent naissance dans les Glaires.

J'ai dit que les vers prenoient naissance dans la saburre glaireuse, sentiment que j'ai la satisfaction de voir manifesté par tous ceux qui ont eu occasion de parler de ce genre d'insectes. Il est en effet difficile de leur assi-

---

(1) J'ai tracé plus haut les caractères qui appartiennent au vice scorbutique ; il est donc aisé, en consultant ce tableau, de prononcer sur ce genre de complication.

gner d'autre matrice ou foyer : aussi observe-t-on que les enfans naturellement glaireux sont plus sujets aux vers que les adultes; et que si parmi ces derniers, il en est qui ont également à s'en plaindre, l'humeur glaireuse est chez eux de toute évidence.

Rœderer et Wagler, médecins allemands, assurent avoir vu deux vers lombricaux sortir par la bouche avec des excrémens glaireux (1). Ces deux hommes justement célèbres prétendent que les vers prennent naissance dans la bile, sentiment qui feroit considérer ces insectes comme amis des amers, tandis que l'on sait au contraire qu'après les mercuriaux, on ne connoît rien de plus capable de les détruire. Comment se feroit-il qu'un insecte qui auroit pris naissance dans une matière amère, fît sa nourriture favorite du chyle, substance la plus douce qui existe dans l'économie animale.

Une religieuse, au rapport de Paullinus (2), qui étoit hydropique, et qu'on ne pouvoit guérir, prit un remède d'un homme

---

(1) Traité de la maladie muqueuse, traduction de Leprieur, page 176.

(2) *Ephem. Germ. déc.* 2, *an.* 6, *pag.* 7.

qui n'étoit point médecin, elle pensa en mourir; quatre heures après, elle rendit avec de grandes douleurs une boule pituiteuse et dure, qui avoit la forme et la grosseur d'un œuf; l'ayant cassée, elle répandit une puanteur insupportable, on y trouva plusieurs vers couverts de poils.

Dans un Mémoire à consulter que m'a apporté, le 15 octobre 1809, le malade lui-même, alors âgé de vingt-six ans, il est dit que ce jeune homme avoit eu des évacuations glaireuses, dans lesquelles se trouvoient des ascarides (vers extrêmement petits qui se tiennent au fondement), il s'étoit masturbé de bonne heure, et s'étoit livré avec excès à l'étude, parce qu'il desiroit ardemment de s'instruire, ce qui, d'après ce qu'on a déjà lu, doit paroître bien propre à déranger assez les digestions pour qu'il en résulte des glaires. Ce malade du plus grand intérêt éprouvoit des gonflemens d'estomac et des vents; et, comme la plupart des masturbateurs, il étoit sujet à des constipations de longue durée, à des pollutions nocturnes et à un écoulement plus ou moins épais, qui avoit lieu par la verge toutes les fois qu'il alloit à la garde-robe.

Dans une lettre très-détaillée et datée de Valence, département de la Drôme, il est question d'une dame qui, devenue glaireuse par suite de violens chagrins, avoit rendu le ver solitaire peu d'instans avant que l'on m'écrivît cette lettre ; son médecin croyoit qu'il s'en étoit formé un autre. Cette dame, aujourd'hui âgée de soixante-dix-sept ans, et qui se porte aussi bien qu'on peut le desirer à cet âge, étoit d'une si grande maigreur que l'on craignoit à chaque instant de la voir finir ; elle ne pouvoit monter sur son lit qu'autant qu'elle étoit soutenue par deux personnes ; elle ne pouvoit y rester que la tête soulevée par deux ou trois oreillers ; ses nerfs étoient presque constamment irrités ; elle étoit accablée de vapeurs et dans un état de souffrance qui ne lui donnoit aucun repos ; elle toussoit presque toujours et crachoit abondamment d'une matière jaune et épaisse, sans que la respiration en devînt plus facile ; elle ressentoit à l'estomac, surchargé de glaires, des douleurs très-vives ; elle ne pouvoit digérer une très-petite quantité de nourriture qu'avec un malaise général.

Je crus qu'il étoit plus prudent de s'oc-

cuper d'évacuer l'humeur glaireuse et de
fortifier l'estomac dont la foiblesse alloit
toujours croissant, que de l'existence soup-
çonnée d'un deuxième ver solitaire. Cette
dame avoit pris deux mois les remèdes qui
m'avoient paru lui convenir, lorsque M. son
mari me manda que ses forces commençoient à revenir, qu'elle les sentoit augmenter chaque jour, qu'elle passoit de très-
bonnes nuits, qu'elle n'étoit presque plus
oppressée, qu'elle mangeoit avec appétit,
que ses digestions étoient bonnes, et qu'elle
n'éprouvoit plus de douleur à l'estomac; il
y a deux ans que M. son mari m'écrivit de
nouveau qu'elle se portoit toujours aussi
bien que son âge le permettoit, et surtout
après avoir eu tant à souffir, qu'elle avoit
soin de recourir de temps à autre aux remèdes dont elle s'étoit si bien trouvée, et
qu'elle s'écartoit le moins possible du régime
que je lui avois prescrit.

Les vermifuges qui ont le plus de réputa-
tion, sont en général les toniques, dont
quelques-uns sont amers; mais si ces remèdes atteignent les vers éclos, ils n'atteignent que foiblement ceux qui ne le sont
point; enveloppés dans l'humeur glaireuse,

celle-ci les garantit de l'action délétère de leurs sels ; il faut donc évacuer cette humeur, si l'on veut détruire le mal dans sa racine : c'est dans cette intention que je conseillerai d'unir les minoratifs aux amers, qui d'ailleurs fortifieront l'estomac toujours foible, des personnes tourmentées de ces sortes d'insectes.

Réponse à quelques Questions.

Quelques personnes, que l'on ne peut assurément regarder comme bien instruites, contestent jusqu'à l'existence des glaires ; d'autres prétendent qu'il y a identité entre cette humeur et celle que sécrètent les membranes dites *muqueuses ;* d'autres enfin, qu'elle contribue essentiellement aux fonctions de la vie.

Peut-être pensera-t-on que c'est donner trop d'importance à de semblables assertions, que de les réfuter ; mais comme on les reproduit tous les jours, et en présence de personnes incapables de les apprécier, je ne puis me dispenser de faire connoître les erreurs qu'elles renferment. Je prie le lecteur de prêter quelque attention à ce qui va suivre.

Première Question.

Existe-t-il une humeur, considérée comme cause de maladie, à laquelle la dénomination de glaires appartienne depuis long-temps ?

Si l'on consulte le Dictionnaire de Santé, on y lit, page 408, « qu'on entend par *glaires* une humeur gluante et visqueuse, une sorte de mucosité engendrée dans le corps humain par quelques causes morbifiques ; que les *glaires* se forment ordinairement dans l'es-tomac, et y occasionnent des pesanteurs, des foiblesses, et plusieurs autres maux ; que sa présence y est reconnue lorsqu'on est sujet à beaucoup de pituite, qu'on a l'esto-mac froid, paresseux, des maux de cœur fréquens, des envies de vomir, beaucoup de vents, et que les matières excrémen-tielles sont chargées de cette humeur. »

Il est aussi dit, page 410, « que quand les *glaires* se sont amassées dans l'estomac, elles passent bientôt dans le sang, et qu'elles causent différens ravages, selon les parties qu'elles attaquent ; mais que c'est surtout aux reins et à la vessie qu'elles s'attachent, et qu'on reconnoît leur présence dans la vessie à une chaleur extraordinaire dans la partie, à une difficulté d'uriner, qui oblige l'urine à sortir goutte à goutte ; à la présence dès *matières glaireuses* dans les urines, aux douleurs vives que l'on ressent à ces parties, sans aucune marque d'inflammation ni de fièvre. » Il est encore dit, page 62 du même ouvrage, « que l'asthme humoral s'annonce par une difficulté de respirer avec sifflement, par des crachats épais, par une pesanteur considérable à la poitrine, et par l'inspection du tempérament, qui est gras, pituiteux, et sujet à rendre beaucoup de *glaires.* »

Page 243, « que la dyssenterie est une maladie qui est accompagnée de fréquentes envies d'aller à la selle, de tranchées, de ténesme, avec de violens efforts, sans aucune déjection, ou avec une *matière glaireuse* et sanglante. »

Page 413, « que ce sont des *glaires* et le reste des alimens qui entrent en fermentation, et qui produisent dans l'estomac ce sentiment de gonflement que l'on ressent aussitôt après avoir mangé, ou quelque temps après. »

En parlant de diarrhée qui atteint les nou-

veaux arrivés à Paris , les auteurs de cet excellent ouvrage disent, page 105, « qu'il leur
survient une espèce de diarrhée séreuse , et
quelquefois dyssentérique ; que dans cette
maladie ils rendent des *glaires* et du sang.
Selon eux , les amas *glaireux* qui se trouvent
dans l'estomac , doivent être placés parmi
les causes de la lipothymie , de cette maladie
qui s'annonce par une diminution subite
des forces du corps , accompagnée d'un pouls
petit et languissant , d'une respiration presque insensible , d'une pâleur et d'une froideur aux mains , aux pieds et au visage.

M. Lieutaud place l'humeur glaireuse
parmi les causes de la colique néphrétique (1).

M. de Sauvages a fait des maladies glaireuses une classe particulière; c'est la on-
zième (2). Je me bornerai à donner ici le
nom de chacune, et à indiquer le volume
et la page où ces maladies se trouvent décrites.

Chlorose pituiteuse , Nosol. méthodique ,
tome III , page 556.

(1) Précis de la Médecine, page 360.
(2) Nosologie méthodique.

Scelotyrbe pituiteuse, danse de Saint-Guy. — Scelotyrbe, *chorea viti ; chorea Sancti Viti* ; Sydenham. — *Scelotyrbe pituitosa*, Preysinger, *ibid*, tome Ier, page 798.

Catarrhe froid. Sauvages l'appelle aussi catarrhe benin, *ibid*, tome II, page 411.

Anasarque d'Amérique. Le Père Labat la nomme mal d'estomac. Le nom vulgaire qu'on donne à cette maladie, dit M. de Sauvages, est très-impropre, puisque c'est une véritable anasarque, suivant la description qu'en donne le Père Labat ; car, les malades sont pâles, enflés, et un peu jaunes ; les pieds, les jambes, et toute l'habitude du corps, mais surtout les jambes ; si l'on en croit M. Chevalier, auteur du *Traité sur les maladies d'Amérique*, ils sont attaqués d'une enflure œdémateuse ; ils sont accablés de lassitude ; ils souffrent une douleur de tête sourde ; ils tombent ensuite dans un assoupissement continuel, l'épigastre et l'abdomen s'enflent, et enfin ils deviennent ascitiques.

Pica ou appétit dépravé, goût bizarre, appétit bizarre; — *Picaceus appetitus; Rod à Castro*, *lib*. 3. — *Cita* de Linnæus. — *Picatio* des Barbares. — *Lizza*, *pitta*, *malacia chittesis* des Grecs. *Ibid*, tome II, page 669.

———

Goutte blanche ou chlorotique. — *Arthritis alba*, *arthritis chlorotica*, Murgrave *de arthritide chlorosi*. *Ibid*, tome II, page 392.

———

Paraplexie ou paraplégie rhumatismale. *Ibid*, tome II, page 284.

———

Hypocondrie pituiteuse, — *Hypocondriasis pituitosa*, *Fracassinus*, *cap. IV*, p. 338. *Ibid*, tome II, page 658.

———

Cophosie, surdité comateuse. *Ibid*, t. II, pag. 270.

———

Apoplexie pituiteuse, — *Apoplexia pituitosa*, Sennert, *de apoplexia*, — Bonet, *sepulchret ab obs*. 28, *ad* 52, — *Serosa*, Preysinger. *Ibid*, tome II, page 360.

———

Coryse catarrhal, enchifrenement, rhume de cerveau, —*Coriza humida. Ibid*, tom. III, page 151.

———

Anorexie pituiteuse ou estomac glaireux, *anorexia pituitosa. Ibid*, tome II, page 157.

———

Epiphore sébacé, *epiphora sebace*, Haller, *Stud. med.*, page 782, d'après Rodulphe Vehrens. — *Lemæ* d'Hippocrate; — *Lemia* de Celse; — *Oculi gramiosi*, Lucilius; — *Gramia*, Nonnius; — *Lippitudo* des auteurs. *Ibid*, tome III, page 150.

———

Ptyalisme des femmes grosses, *ptyalismus*, tome III. *Ibid*, p. 158.

———

Toux gutturale. — Rascation des Arabes. *Ibid*, tome II, page 86.

———

Dyspnée pituiteuse (œdème du poumon). *Ibid*, page 84.

———

Asthme ordinaire, asthme humide; *asthma humidum river prax. — Asthma flatulentum. John. Stoyer treatise of the asthma;*

asthma spitting or humid, du même auteur.
Asthma pneumaticum de Willis. — *Humoral*, de Baglivi. *Ibid*, tom. II, page 91.

———

Anacatharsie, expectoration, Hippocrate, —Galien, *in Aphor.* 8, *lib.* 5. — *Anaptysis*, Hippocr. — *Tussis humida. Ibid*, tome III, page 91.

———

Vomissement pituiteux. *Ibid*, tome III, page 102.

———

Colique glaireuse, *acolica pituitosa*, Sennert, Spet Fernel, Pathol. lib. 6, cap. 9, *Salmuth*, cent. 1, *obs.* 78. — Bonet sepulchret, *obs.* 23. *Ibid*, tom. II, pag. 5 et 12.

———

Cardialgie bradypepte, ou foiblesse d'estomac, *cardialgia bradypepta çardilæplater, de dolore cordis a vintriculi imbecillitate*, pag. 367 et 377.

———

Diarrhée pituiteuse, *diarrhœa pituitosa; album alvi profluvium;* Guillaume Pison, cap. 9. *Ibid*, tom. III, pag. 12.

———

Ischurie néphroflegmatique, rénale, pituiteuse, *salius deversus loc. cit. de grasius Ephem. natur. cur. ann.* 3, *observ.* 21, — de Gorter, — Gaubius, Mercatus. — *Varandæus de renum affectibus.* — Bonet, *sepulchret de ischur. observ.* 4 et 5, tome III, page 361.

Leucorrhée de Naboth, fleurs blanches, *leucorrhecæa castelli sex.* Bonet, *Anat. prat.*, *lib.* 3. — *Rhumatismus uteri, amatus cent. IV. observ.* 12. *Ulcus uteri*, Sennert. — *Fluor albus* des auteurs, *Fluor muliebris. Ibid*, page 181.

Pyurie visqueuse, écoulement par le canal de l'urètre, *glaire* des reins. *Voyez* les consultations de M. Deidier, médecin de Montpellier, tome I, page 84.

Il sera bientôt question de cette maladie.

Ischurie (cystothromboïde) vésicale, causée par un sang grumelé, — de Claudius, *Consult.* 141; — Fabrice de Hildan, *Cent.* 3, *observ.* 66; de Forestus, *lib.* 25, *obs.* 20; — de Zacutus *Luzitanus*, d'après Galien, *Histor. med. princip. hist.* 145; et du même, *Prax med. admirab.*, *lib.* 2, *cap.* 65; — de

Mercatus, *de Morb. intern. cur. cap.* 12.
Ibid. 37.

Pyurie muqueuse, *glaire* de la vessie, ca-
tarrhe de la vessie, Lieutaud, maladie du
bas-ventre, *pyuria mucosa*, Pathol. méthod.
Rarus vesicæ morbus Frider., Hoffmann. —
Glus, de Linnæus, *gen. morborum*, 199. —
Ibid, page 179.

Pneumatose, bouffissure ou gonflement
synovial des articulations. *Ibid*, tome II,
p. 178.

En lisant la liste des maladies glaireuses,
imprimée ici, on voit que Sauvages a reconnu une anorexie pituiteuse qu'il appelle
aussi *estomac glaireux*. Cette maladie, dit-il,
dépend des matières visqueuses, graisseuses
et lentes qui sont contenues dans l'estomac.
On la reconnoît à un sentiment de pesanteur
qui a lieu à la région de cet organe ; le malade fait beaucoup de rots insipides, il vomit
une pituite fade, *glaireuse*, etc.

Sauvages dit encore qu'il existe une colique *glaireuse*, occasionnée par des humeurs

grossières et visqueuses qui engorgent les gros intestins, laquelle est caractérisée par une douleur perçante, semblable à celle que causeroit un pal ou un clou que l'on enfonceroit dans le ventre. Cette douleur se fait sentir principalement à l'endroit où cette pituite (1) est arrêtée, parce qu'elle y cause une distension, et que les vents qui s'y trouvent se raréfient très-souvent dans les autres espèces ; quoique les douleurs soient aiguës et considérables, elles ne sont pas fixes, mais comme perforantes. Ajoutons à cela que la colique est opiniâtre ; Etmuller pense aussi que les douleurs sont produites par une pituite ou des glaires épaisses qui sont âcres, causant une sensation de pesanteur : cette opinion est fondée en raison. Il semble qu'elle ést compliquée d'acrimonie acide ; non-seulement elle excite une douleur gravative, mais elle est encore contondante.

Dans ses Consultations de médecine, page ·542 (2), le professeur Barthez rapporte l'his-

----

(1) On voit que Sauvages n'établit aucune différence entre la pituite et les glaires.

(2) Consultations de Médecine de M. Barthez, médecin de S. M. l'Empereur et Roi. *Paris,* 1807.

toire d'un malade qui , depuis trois ans , étoit sujet à *une diarrhée glaireuse*, que fit cesser l'application d'un cautère à la jambe. Cette diarrhée étoit accompagnée de deux infirmités ; l'une étoit un poids excessif que le malade sentoit sur l'estomac dès qu'il avoit mangé, et qui ne se dissipoit que quatre heures après avoir dîné et deux heures après son souper; l'autre étoit un sentiment de tension et comme de crampe que le malade éprouvoit au front et aux orbites dès qu'il s'occupoit un instant à lire , et qui le força d'abandonner la lecture. Selon Barthez , la cause de ces infirmités étoit un état nerveux de toute la constitution , et particulièrement de l'estomac; ce viscère lui paroissoit embourbé *d'humeurs glaireuses* semblables à celles que le malade rendoit par le flux diarrhéique , qui avoit duré trois ans. Barthez (*ibid.*, tome 2 , page 169) considère encore *les glaires* comme indiquant la difficulté du cours de la bile ; il eût été plus exact s'il eût dit comme cause de la difficulté du cours de la bile. Il adopte la même dénomination (*ibid.*, pages 222 et 240). Je dirai de Barthez ce que j'ai dit plus haut de Gott-Lieb-Vogel : je desirerois avoir eu plus tôt sous les yeux ses Consultations, je n'aurois pas manqué de m'étayer également de son autorité, qui sûrement eût imposé à certains hommes superficiels et routiniers, qui ne veulent voir dans la glaire qu'une humeur naturelle et utile aux fonctions de la vie.

M. Pinel, médecin de la Salpêtrière, membre de l'Institut national et l'un des collaborateurs de l'Encyclopédie, s'exprime ainsi à l'article *Glaires* : « Lorsque la sérosité est
» dans une proportion convenable, elle ren-
» tre dans les bornes de la santé ; mais il y a
» des personnes où cette sérosité surabonde,
» soit parce qu'elles réunissent tous les ca-
» ractères du tempérament pituiteux, soit
» parce qu'elles mènent une vie sédentaire ;
» l'estomac, l'œsophage et l'arrière-bouche
» sont plus ou moins chargés de *glaires* qui
» abondent, surtout si l'on fait usage d'ali-
» mens visqueux ; il résulte souvent un afflux
» incommode d'humeur *glaireuse* qu'on re-
» jette par la bouche, qui s'y porte surtout
» en abondance pendant la nuit, et dont on
» cherche à se délivrer par divers remèdes. »

M. Pinel a dit depuis, que, « dans la se-
» conde époque de la dyssenterie simple,
» la matière des déjections est plus abon-

» dante, *plus glaireuse* et plus consis-
» tante (1). »

Long-temps avant Gott-Lieb-Vogel, Barthez et Pinel, on attachoit au mot *glaire*
l'idée que s'en forme la plus grande majo-
rité des médecins. M. Deidier, médecin célèbre de Montpellier, dans ses Consultations,
tome 1, page 84, décrit un écoulement par
le canal de l'urètre, qu'il nomme pyurie visqueuse ou glaire des reins. « Cette maladie,
» dit-il, n'attaque que les personnes âgées
» qui ont eu autrefois la gonorrhée ; pendant
» les pollutions nocturnes, on sent un prurit
» (démangeaison), et même de temps en
» temps une douleur aiguë au col de la ves-
» sie ; les urines sont âcres lorsqu'il y a dans
» le sang une disposition à la néphritis ou à
» la goutte, ce que l'on connoît par la dou-
» leur des reins, la démangeaison de la peau,
» un tempérament voluptueux, et surtout
» par des pollutions fréquentes ; les urines
» sont quelquefois troubles, rouges, un peu
» sanglantes ; mais elles déposent constam-
» ment quelque chose de visqueux et trans-

-----

(1) Nosographie philosophique, tom. 1er. pag. 157,
imprimée en l'an 6.

» parent, de couleur grise qui se précipite
» au fond du bassin, et, quand on le verse,
» forme de longs filamens à cause de sa
» grande viscosité. Lorsqu'on doit rendre
» une urine épaisse, le col de la vessie est
» douloureux, ainsi que le gland de la verge,
» et elle s'arrête pendant quelque temps, ce
» qui sollicite l'évacuation du ventre; l'envie
» d'uriner est plus fréquente pendant la di-
» gestion des alimens.

» Des médecins habiles, ajoute M. Deidier,
» ayant cru que chez un homme cette ma-
» ladie étoit entretenue par un vice véné-
» rien, employèrent le traitement mercu-
» riel par extinction ; mais le malade ne s'en
» est pas mieux trouvé, quoiqu'on lui ait fait
» prendre ensuite le lait, les bains et des
» eaux sulfureuses, et que des bougies,
» chargées d'un onguent suppuratif, fussent
» souvent introduites dans l'urètre, ce qui
» ne faisoit qu'irriter le mal. »

Les citations que je viens de faire prouvent assez que l'existence d'une humeur morbifique, connue sous la dénomination de
glaires, a été admise depuis fort long-temps :
je dois actuellement répondre à ceux qui
prétendent que cette humeur est identique

avec celle qu'on appelle muqueuse, du nom des membranes qui la secrètent, et que par cela même elle est utile aux fonctions de la vie (1).

SECONDE QUESTION.

L'humeur glaireuse n'est-elle point identique avec celle que secrètent les membranes dites muqueuses?

Quelques hommes assurent qu'il n'existe aucune différence entre l'humeur glaireuse et la mucosité que secrètent les glandes de certaines membranes; erreur qui peut avoir les conséquences les plus funestes, puisqu'en l'adoptant on traiteroit avec les mêmes remèdes des maladies occasionnées par des causes tout-à-fait opposées.

Comme je l'ai dit au commencement de cet ouvrage, l'humeur glaireuse résulte de digestions imparfaites, ou de la matière de

____

(1) Je me crois dispensé de répondre à cette dernière question : *l'humeur glaireuse n'est-elle pas utile aux fonctions de la vie ?* parce qu'elle me paroît suffisamment résolue par tout ce qui vient d'être dit des effets de cette humeur.

la sueur ou de la transpiration insensible forcée à rétrograder et à se condenser. *Formée de cette partie des alimens qui, dans le travail de la digestion, se sépare du principe nutritif et de la matière fécale, cette humeur est d'autant moins abondante, que l'appareil digestif jouit d'une plus grande énergie, et qu'elle peut plus aisément traverser les vaisseaux les plus déliés, pour s'échapper en vapeurs par les pores de la peau, par les organes de la respiration, ou s'écouler par les voies urinaires.* Je ne reviendrai point sur ce qui a été dit de ses effets dans cet ouvrage ; ils doivent paroître trop désastreux pour que l'on ne rejette pas bien loin l'idée (1) de son identité avec l'humeur secrétée par les glandes des membranes, à la lubréfaction desquelles elle sert incontestablement. Cette humeur qui, par cela même, doit être respectée, se secrète toujours en bien moindre quantité que le pensent nécessairement ceux qui la confondent avec la glaire ; elle ne peut passer les bornes ordinaires (*pour cesser*

____

(1) C'est cette idée, trop inconsidérément admise, qui fait dire si souvent dans le vulgaire que les glaires sont utiles, que l'on ne peut vivre sans glaires.

d'être muqueuse) que parce que ces glandes sont plus ou moins enflammées (1) ; état que partagent le plus souvent les membranes, et qui peut devenir bientôt alarmant, si l'on ne s'empresse de recourir aux émolliens, aux rafraîchissans, aux acides même, autant de moyens capables d'aggraver les accidens occasionnés par la glaire, en augmentant sa densité, et en rendant plus difficile à vaincre la cause débilitante qui a donné lieu à sa formation, et qui ne cesse d'agir.

. Il existe, dit-on, une analogie parfaite entre l'humeur muqueuse, et l'humeur glaireuse : je répondrai d'abord que cette assertion est très-gratuite ; et je dirai ensuite, avec le professeur Richerand, *que, pour être analogues, deux choses ne sont pas identiques ; que l'esprit humain, naturellement paresseux, aime à trouver des analogies qui soulagent sa foiblesse et lui épargnent la peine de rechercher les différences* (2).

---

(1) Toute inflammation d'une glande quelconque entraîne le changement de secrétion dans l'organe affecté. *Nouv. Elém. de Physiologie*, tom. Ier. pag. 449, par Anthelme Richerand.

(2) *Nouv. Elém. de Physiologie*, tom. Ier. pag. 456,

Où sont au surplus les expériences faites jusqu'ici pour s'assurer de l'identité de la glaire et de la mucosité? Quelques recherches que j'aie pu faire, je n'ai vu nulle part qu'elles aient eté soumises à une analyse comparée, sans doute parce qu'on n'a point jugé devoir s'en rapporter à une pareille épreuve, pour prononcer sur une question aussi importante. Je ne puis pourtant me défendre de faire part ici d'un essai, dont le desir de fixer la distinction entre ces deux humeurs m'a suggéré l'idée; il est facile à répéter, peut-être est-ce le seul qui puisse être tenté avec quelque satisfaction. Le voici :

Le mucus fourni par les narines d'une personne dont la membrane pituitaire n'est aucunement irritée, est toujours pur ; et c'est le seul qui puisse l'être parfaitement (1). Il en est de même de l'humeur glaireuse que l'on crache en flocons ou grumeaux (2). Si

(1) On ne peut tenter cette expérience qu'avec celui qui se trouve condensé sur la surface externe de la membrane.

(2) La transparence est le caractère particulier de l'humeur glaireuse, qu'elle perd souvent en se mêlant avec d'autres humeurs.

vous jetez ces deux humeurs sur deux charbons rouges, il émane de celle qui est muqueuse une odeur ammoniacale, tandis que le flocon glaireux n'en donne d'aucune espèce. Si l'on examine en même temps ce qui se passe de part et d'autre, on verra que la matière muqueuse, de même que toutes les substances animales, crépite et se raccornit en se carbonisant, tandis que la glaire se colle, pour ainsi dire, sur le charbon, bouillonne, et ne produit point de crépitation.

On sait fort bien que la matière secrétée dans l'état naturel, par les glandes des membranes qui revêtent l'intérieur des narines, de l'arrière-bouche, du conduit alimentaire, du larynx, de la trachée-artère et des bronches, l'intérieur de la vessie, de l'urètre, du vagin, de l'utérus, etc. etc. est entièrement muqueuse; mais lorsque cette secrétion passe les bornes ordinaires, et que, par exemple, on voit vomir une quantité considérable de glaires, ou cette matière former une grande partie des selles ou de l'urine, peut-on raisonnablement assurer que de semblables évacuations sont purement muqueuses, et qu'elles n'ont rien que de très-naturel?

La sueur ou la transpiration insensible, forcée à s'arrêter ou à retourner vers le centre, et à se porter partout où il s'établit un foyer d'irritation, forme la matière de ces évacuations, comme le prouve, de la manière la moins équivoque, la sécheresse de la peau, toujours remarquable chez les personnes qui ont à se plaindre de ces écarts de la nature. Certes, les médecins qui ont traité M. le sénateur C...., mort il y a quelques années, d'une espèce de catarre de la vessie (1), n'ont point considéré comme une secrétion naturelle aux membranes de cet organe, l'énorme quantité de glaires qu'il rendoit depuis long-temps, et qui fit, pendant les trois derniers mois de sa vie, le quart du volume de ses urines. Plus de deux livres de cette matière furent recueillies par son collègue M. le docteur et sénateur Darcet, qui mourut trois mois après sans en avoir fait l'analyse, ainsi qu'il me l'avoit promis.

Je viens de dire que la matière de la sueur ou de la transpiration insensible se porte

––––––––––

(1) On acquit la certitude qu'il y existoit une pierre très-volumineuse. M. C.... est mort dans le marasme le plus complet.

partout où il existe un foyer d'irritation. Je ne fais que répéter ce que j'ai déjà dit au commencement de cet ouvrage, où j'ai ajouté de plus que le stimulus des vices psorique ou dartreux étoit capable de produire ce désordre; il en sera de même lorsqu'un corps se portera dans la vessie.

Une pierre énorme, et dont la surface présentoit un grand nombre d'inégalités, existoit chez ce malade, du moins sa présence étoit-elle devenue incontestable. Il n'est donc pas bien étonnant qu'elle ait irrité, en les désorganisant, les membranes de la vessie, de manière à y faire affluer une humeur qu'on ne pouvoit, sans faire preuve d'ignorance, regarder comme entièrement muqueuse. Je pense bien, avec M. Pinel, que les membranes de ce nom, *quelles que soient leurs positions et leurs variétés, ont des propriétés communes qui tiennent sans doute à l'analogie de leur structure et de leurs fonctions* (1). J'ajouterai même qu'elles seules ont la faculté de separer l'humeur muqueuse de la masse des fluides; mais ces mêmes membranes ne donnent-elles jamais asile, ou ne

______

(1) Nosographie méthodique, tom. Ier. pag. 143.

permettent-elles jamais aussi à d'autres humeurs de traverser les divers plans dont elles sont composées. *Leur tissu lâche et spongieux* (1) ne les rend-il pas, au contraire, incapables de s'opposer à la filtration d'une matière distincte de celle qu'elles secrètent dans leur état naturel? Environ cinquante livres d'humeur glaireuse, rendue dans le court espace de trois mois, n'est pas, à mon avis, une excrétion plus naturelle aux membranes de la vessie, que la matière qui trouble l'urine les jours critiques de la fièvre adénomingée, et qui disparoît toujours lorsque des sueurs copieuses terminent la maladie.

Une dame de Montpellier m'écrivoit, il y a quelque temps : « Je suis tourmentée depuis deux ans, ou d'un rhume de cerveau, ou d'une diarrhée glaireuse que j'attribue à la suppression d'une sueur que j'ai toujours eue sous les aisselles et aux aines. Je ne me portois jamais mieux que lorsque cette transpiration étoit abondante ; mais depuis qu'elle n'a plus lieu, je me trouve très-malheureuse, parce que je suis, en outre, sujette à de fré-

____

(1) Nosographie méthodique, tom. Ier. pag. 143.

quens maux de tête, et que souvent au
rhume de cerveau succède celui de poitrine,
ce qui me fait beaucoup souffrir. »

Un homme âgé de quarante ans suoit depuis long-temps des pieds. Obligé de travailler pendant plusieurs jours de suite dans
des lieux froids et humides, cette sueur se
supprima, et de suite il fut atteint d'une
diarrhée glaireuse, qui n'a cessé que lorsque
la sueur s'est rétablie entièrement aux mêmes
parties.

Une dame de Boulogne m'écrit, en date
du 1er de ce mois : « Personne n'est plus que
moi sujet aux glaires ; si la sueur se supprime et que j'aie les pieds humides, il en
résulte un éternuement avec des eaux claires
qui me corrodent les parties sur lesquelles
elles découlent ; cela continue pendant deux
ou trois jours. Au bout de ce temps, il me
survient une toux qui me suffoque, m'ôte
la respiration, et me fait faire beaucoup
d'efforts pour rendre mes crachats, qui sont
d'une couleur blanchâtre et fort glaireux
comme de la colle, ce qui me donne des
défaillances d'estomac ; quelquefois mes
urines ressemblent à un potage blanc. »

Si tout ce qui a été dit jusqu'ici, pour

prouver combien se trompent ceux qui considèrent l'humeur glaireuse comme une excrétion naturelle aux glandes des membranes que je viens de nommer, ne suffisoit pas pour faire revenir d'une erreur dont l'admission peut, je le répète, produire le plus grand mal, je n'aurois besoin que de rapporter l'observation suivante.

Madame D.....x, née bilieuse, aujourd'hui âgée de quarante-six ans, se maria à vingt-huit; elle devint enceinte un an après; tout le temps de sa grossesse se passa heureusement, et elle accoucha de même; mais la nourrice qu'on lui avoit choisie ne lui convenant point, elle ne put la voir partir avec son enfant sans éprouver une émotion dont la vivacité produisit chez elle la suspension du cours du lait qui reflua vers la tête, et qui fit craindre pendant quelque temps une sorte d'aliénation. Dès ce moment son estomac se dérangea , ses digestions devinrent lentes et douloureuses , mais à force de bons soins elle reprit un peu de santé , et elle digéroit déjà assez bien, lorsque, six mois après, s'étant endormie sur un fourneau où se trouvoit du charbon allumé, elle fut asphyxiée. Monsieur son mari, arrivé au moment où elle perdoit tout à fait connoissance, ne put la faire sortir de cette situation tout à fait inquiétante qu'au bout de deux heures ; peu de jours après cet accident, madame D...... éprouva des nausées et commença à rendre des eaux âcres, gluantes et transparentes, et surchargées de graviers dont quelques-uns étoient plus gros que des grains de chenevis (elle croit en avoir déjà rendu étant demoiselle). On lui fit prendre de la magnésie qui la dégoûta beaucoup sans produire aucun effet; on mit tout en œuvre pour combattre l'affection laiteuse qui continua de la fatiguer jusqu'à la seconde grossesse, à la suite de laquelle on espéroit une crise d'où résulteroit, ainsi que cela arrive quelquefois, le rétablissement de sa santé ; mais une nouvelle qui l'affligea beaucoup au terme de quatre mois et demi, ajoutant à ses maux, fit décevoir de cette espérance ; elle apprit cette nouvelle le soir au sortir du souper ; sa digestion fut tout à fait interrompue, et elle vomit presque continuellement depuis minuit jusqu'à midi une quantité prodigieuse de matière glaireuse qu'on évalua à quatre pintes. L'accoucheur appelé crut n'avoir rien de mieux à faire que de la saigner (1); les vomissemens furent suspendus, et elle n'eut à se plaindre jusqu'à son accouchement et les six mois qui le suivirent que de la lenteur de ses digestions.

Une autre nouvelle tout aussi affligeante que la première, venant l'accabler de nouveau et la rendre plus malade que jamais, elle éprouva tout-à-coup un fort pincement à l'estomac, une douleur très-forte au dos et au côté droit, des lassitudes dans tout le corps qui ne cessèrent qu'après qu'elle eut vomi autant de matière gluante que la première fois; depuis ce temps jusqu'en 1804 que j'ai commencé de la traiter, et pendant près de neuf mois, de semblables vomissemens n'ont cessé d'avoir lieu tous les huit ou dix jours, la malade rendoit chaque fois trois et quatre pintes de la même matière. Je n'ai pu me trouver qu'à la fin d'une crise; cette fois-là elle venoit d'en rejeter une quantité que l'on pouvoit évaluer à

---

(1) Il auroit beaucoup mieux valu lui faire prendre quelques purgatifs qui auroient detourné de l'estomac une humeur qui, à la vérité, s'y porta moins mais qui contribua à entretenir la lenteur de ses digestions.

cinq pintes. Un instant avant chaque crise,
suivant le rapport de M^r. son mari, les
yeux de la malade étoient vifs et brillans ;
son teint s'éclaircissoit et devenoit très-
animé ; elle éprouvoit presque en même
temps une pesanteur sur le fondement qui
étoit suivie de très-près d'une évacuation
par en bas ; les deux flancs se gonfloient,
elle ressentoit de la douleur au dos et à
l'estomac, douleur qui étoit un signe certain d'un vomissement très-prochain, lequel
n'avoit jamais lieu qu'en faisant des efforts
incroyables ; l'estomac éprouvoit alors un
élargissement subit et très-douloureux, il
lui sembloit qu'une masse énorme d'humeur traversoit cet organe comme un bloc,
pour me servir. de l'expression même de la
malade ; elle rendoit aussitôt par la bouche
une espèce de mousse blanche et très-âcre ;
c'étoit le moment de ses plus grandes souffrances ; aussi ses traits étoient-ils très-altérés :
à ses vomissemens, qui cessoient bientôt
après, succédoit un froid qui se répandoit
dans toute la machine, la malade éprouvoit alors un petit accès de fièvre pendant
lequel son corps étoit mouillé d'une sueur
froide ; s'il arrivoit que l'humeur se portât

à la tête, sa vue étoit troublée, la prunelle étoit voilée.; si elle se portoit sur un membre, elle y éprouvoit un fourmillement douloureux et insupportable ; ce membre devenoit froid comme de la glace ; tant que duroit la crise, le ventre étoit très-tendu ; à peine étoit-elle terminée, qu'elle éprouvoit le besoin de manger, et la digestion se faisoit plus facilement qu'à l'ordinaire.

Sept médecins ou chirurgiens qui furent successivement consultés lui avoient prescrit l'émétique qui ne fit qu'irriter le mal, l'eau de Vichy, des bouillons de veau, et autres rafraîchissans (1) qui fatiguèrent

---

(1) Ces bouillons, ainsi que les rafraîchissans, lui eussent bien certainement réussi, si l'humeur qu'elle rendoit par la bouche eût été muqueuse, parce qu'ils auroient dissipé la chaleur et l'irritation, dont son excrétion, comme je l'ai déjà dit, est le résultat constant toutes les fois qu'elle passe les bornes ordinaires ; mais elle étoit glaireuse, et devoit être considérée comme telle, c'est-à-dire, comme le produit de la foiblesse des organes excréteurs, et surtout du trop grand froid de l'estomac, auxquels il falloit opposer, ainsi que je l'ai cru nécessaire, des remèdes capables de ranimer le principe de la vie, et de déshabituer en même temps la matière transpirable de se porter sur ce viscère et les parties qui se trouvent dans sa dépendance.

beaucoup son estomac sans jamais la soulager.

Tel étoit l'état de cette malade dont j'ai
cru devoir parler, moins pour apprendre
que depuis sept ans les crises, qui ont rarement lieu l'été, se sont éloignées au point
qu'elle n'en a eu que cinq, qu'elle a été
deux années de suite sans en éprouver, et
qu'elle a passé on ne peut plus heureusement l'époque tant redoutée du sexe, que
pour livrer les faits qui la concernent à
l'examen et à la réflexion de ceux qui peuvent avoir adopté une erreur que je vais
encore m'efforcer de combattre avec des
armes non moins victorieuses que celles
dont je me suis servi jusqu'ici.

« Un jeune homme de seize à dix-huit ans,
dit M. Lieutaud, fut attaqué de la maladie
que j'appellerai *pyurie muqueuse, catarrhe
de la vessie* ou *glaire de la vessie*. Cette maladie fut précédée par une fièvre goutteuse
qui dura quatorze jours. Dans la rechute,
qui arriva le septième jour de la convalescence, le malade se plaignit d'une douleur
à la vessie, et de l'ardeur des urines, qui
commencèrent alors à être épaisses et à
déposer un sédiment blanchâtre et *glaireux,*

qui devint dans la suite si abondant, malgré la cessation entière des douleurs, qu'on le jugea pouvoir former la quatrième partie au moins du volume des urines. Cette seconde fièvre dura douze jours avez assez de violence, et finit, après ce temps, sans produire le moindre changement du côté des urines, qui ne furent naturellès qu'après cinquante jours de la cessation de la fièvre ; le malade n'eut, pendant ce dernier temps, d'autre incommodité que la foiblesse ordinaire aux convalescens ; mais sa maigreur approchoit du marasme (1), ce qui l'inquiétoit beaucoup. Les saignées ménagées, les délayans, les tempérans, les sédatifs et les laxatifs, furent mis en usage pendant la fièvre (2). On crut qu'on pou-

––––––––––

(1) On sait que la transpiration cesse d'avoir lieu dès que la maigreur est parvenue à un certain point. Puisqu'ici elle approchoit du marasme, comment ne parle-t-on point de la sécheresse de la peau ?

(2) En supposant que le malade ne rendît chaque jour que deux livres d'urine, cela feroit vingt - cinq livres de matière glaireuse par le canal de l'urètre, dans l'espace de cinquante jours ; mais son extrême maigreur prouve évidemment qu'il en a rendu une bien plus grande quantité.

voit abandonner au temps et à la nature,
secondés par le régime, le rétablissement
de la vessie, et l'événement fit voir qu'on
ne s'étoit pas trompé. Je ne dois pas laisser
ignorer que plusieurs médecins, qui avoient
vu le malade et examiné les urines, étoient
dans l'opinion que le sédiment dont nous
avons parlé étoit purulent. Les uns en éta-
blissoient la source dans les reins ; les autres
la plaçoient dans la vessie ; pour moi, qui
étois principalement chargé du traitement
de cette maladie, j'ai toujours cru qu'il
étoit arrivé à la vessie une fluxion à peu
près semblable, malgré la différence des
organes, à celle qu'éprouve communément
la membrane du nez, des bronches ou de la
bouche, et que ce qu'on prenoit pour du
pus n'étoit qu'une mousse blanchâtre qui
suintoit des parois de la vessie. Cette opinion, qui étoit aussi celle de M. *de Sénac*,
premier médecin du roi, paroît avoir été
pleinement justifiée par l'événement ; car
oseroit-on avancer qu'un ulcère qui auroit
fourni une grande quantité de pus, pût
être guéri en si peu de temps et presque
sans remède ? On ne peut pas non plus supposer que ces matières *glaireuses* ont été

séparées par les reins qui ont toujours bien fait leurs fonctions , puisqu'elles ont été précédées par les signes les plus évidens d'une maladie à la vessie. Hoffmann avoit été consulté pour une pareille maladie. Le titre de *Rarus vesicæ morbus* , qu'il lui donne, prouve assez qu'il ne la connoissoit pas mieux que nous, et qu'il en établissoit le siége dans la vessie ; il nous apprend que les médecins de son temps ne furent pas plus d'accord sur sa nature que ceux dont j'ai parlé. »

Pour peu qu'on fasse attention à la franchise avec laquelle *Lieutaud* s'exprime , on ne s'étonnera point de ce que les hommes de l'art qui ont traité J.-J. Rousseau d'une maladie du même genre , mais qui n'offroit pas les mêmes symptômes , n'aient point pensé qu'elle pouvoit aussi appartenir à la transpiration supprimée et déposée sur les prostates qui, comme tous les autres corps glanduleux, sont susceptibles de s'engorger et de se tuméfier assez pour obstruer le méat urinaire, s'opposer à l'écoulement des urines, ou ne leur permettre de franchir le col de la vessie qu'en occasionnant les plus vives douleurs , qui quelquefois aussi sont produites par l'humeur glaireuse elle-même devenue âcre et corrosive (1).

Quoique cette observation, que j'ai extraite, ainsi que les réflexions judicieuses qui l'accompagnent, du quatorzième volume du *Recueil de la Société de Médecine de Paris*, séant au palais du préfet du département de la Seine, soit fort longue, je crois devoir la rapporter en entier, parce qu'elle offre des détails bien intéressans pour ceux qui se livrent à l'étude des maladies chroniques, dans la plupart desquelles le défaut de transpiration est un symptôme constant.

J.-J. Rousseau éprouva, durant ses jeunes années, une rétention d'urine presque continuelle qu'on attribua à un vice de conformation. Cette incommodité diminua beaucoup dans sa jeunesse, et il parvint jusqu'à l'âge de trente ans sans presque se sentir de sa première infirmité ; seulement il éprouvoit de fréquens besoins d'uriner, que le moindre échauffement rendoit toujours in-

______

(1) C'est à cette dernière qualité que l'on doit les hémorragies qui ont lieu par le canal de l'urètre, dans la gonorrhée bénigne ou les fleurs blanches.

commodes. Pendant son séjour à Venise, où il alla en qualité de secrétaire d'ambassade, les grandes chaleurs de ce pays lui donnèrent une ardeur d'urine qui dura plus d'un mois. Quelque temps après, ayant été plusieurs fois de Paris à Vincennes à pied, dans les plus fortes chaleurs, il fut pris d'une néphrétique plus violente que la précédente.

Un troisième accès, survenu à la suite de grandes fatigues, l'accabla tellement, qu'il fut obligé de garder le lit pendant cinq à six semaines dans des angoisses insupportables.

On fut convaincu que ces accidens dépendoient de la présence d'un calcul. Le célèbre Morand fut appelé : malgré son habileté et la délicatesse de sa main, il ne put jamais venir à bout d'introduire une sonde, et ses tentatives firent souffrir à Rousseau des maux incroyables. Morand lui conseilla de recourir à Daran, dont les bougies, plus flexibles, purent en effet être portées dans la vessie, mais ne guérirent pas le malade. Il va lui-même donner les détails de son état.

« L'attaque que je venois d'essuyer eut

des suites qui ne m'ont laissé jamais aussi bien portant qu'auparavant, et je crois que les médecins auxquels je me livrai me firent bien autant de mal que la maladie. Je vis successivement Morand, Daran, Helvétius, Malouin, Thierry, qui tous, très-savans et mes amis, me traitèrent chacun à sa mode, ne me soulagèrent point, et m'affoiblirent considérablement.

» Mon imagination, qu'ils effarouchoient, mesurant mon état sur l'effet de leurs drogues, ne me montroit, avant la mort, qu'une suite de souffrances, les rétentions d'urine, la gravelle et la pierre.

» Tout ce qui soulage les autres, les tisanes, les bains, les saignées, empiroit mes maux ; les bougies de Daran étoient le seul remède qui me soulageât. » Rousseau, depuis cette époque, ne passa pas une année sans éprouver des rétentions plus ou moins graves, plus ou moins douloureuses.

Quoique les stranguries eussent été développées dans les grandes chaleurs, il avoit cru remarquer que ses souffrances diminuoient à la belle saison. Il écrivoit à M. Vernes, au mois de février 1758 : « Ma maladie a fait un tel progrès cet hiver, et

je me trouve tellement affoibli, que je commence à craindre de ne pouvoir faire mon
voyage projeté. » Un mois après il disoit :
« J'étois un peu mieux, je retombe ; je
compte pourtant sur le retour du printemps. »

Un accident qui pouvoit avoir les suites
les plus fâcheuses vint renouveler les inquiétudes de Rousseau. Il va encore nous le
raconter lui-même, avec sa précision ordinaire, dans une lettre écrite à son ami
Moulton, décembre 1761. « Vous voulez que
je vous parle de mon état, il est triste et
cruel à tous égards. Mon corps souffre, mon
cœur gémit, et je vis encore ; je ne sais si
je dois m'attrister ou me réjouir d'un accident qui m'est arrivé il y a trois semaines,
et qui doit naturellement augmenter, mais
abréger aussi mes souffrances. Un bout de
sonde molle, sans laquelle je ne saurois plus
pisser, est resté dans le canal de l'urètre, et
augmente considérablement la difficulté du
passage. Vous savez que dans cette partie-
là, les corps étrangers ne restent pas dans
le même état, mais croissent incessam-
ment, et deviennent les noyaux d'autant de
pierres. Dans peu de temps, nous saurons à

quoi nous en tenir sur ce nouvel accident. »

Il paroît que ce morceau de sonde aggrava beaucoup la maladie ; c'est ce que dit une autre lettre écrite deux jours après la précédente. « C'en est fait ; nous ne nous reverrons plus que dans le séjour des Justes ; mon sort est décidé par les suites de l'accident dont je vous ai parlé ; et, quand il en sera temps, je pourrai, sans scrupule, prendre chez milord Edouard les conseils de la vertu même. »

Les amis de Rousseau le déterminèrent à revenir à la sonde ; c'étoit au printemps de 1762. Nous allons encore copier cet article de ses Confessions.

« M. de Luxembourg me voyant souffrir sans relâche, fit tant, qu'il me détermina à voir le Frère Côme, et l'envoya chercher pour me sonder. Je n'avois jamais pu l'être, même par Morand qui s'y prit à plusieurs fois, et toujours sans succès. Le Frère Côme, qui avoit la main d'une adresse et d'une légèreté sans égale, vint à bout enfin d'introduire une très-petite algalie, après m'avoir fait beaucoup souffrir pendant plus de deux heures. Au premier examen, le Frère Côme crut trouver une grosse pierre, et me le dit. Au second, il ne la trouva plus ; après avoir recommencé une troisième fois, avec un soin et une exactitude qui me firent trouver le temps fort long, il déclara qu'il n'y avoit point de pierre, mais que la prostate étoit squirrheuse et d'un volume surnaturel ; il trouva la vessie grande et en bon état, et finit par me déclarer que je souffrirois beaucoup, et que je vivrois long-temps... Mon imagination, réprimée par cette connoissance, ne me fit plus voir en perspective une mort cruelle dans les douleurs du calcul ; délivré des maux imaginaires, j'endurai plus facilement les maux réels. »

Rousseau fut ainsi en proie aux plus cruelles stranguries jusqu'à la fin de ses jours. L'ouverture de son cadavre devoit sans doute donner de grands éclaircissemens sur la cause d'une maladie aussi prolongée. On va en juger par le procès verbal qui en fut dressé.

En procédant à l'examen des parties internes du bas-ventre, nous avons cherché avec attention à découvrir les causes des douleurs de reins et des difficultés d'uriner que Rousseau avoit éprouvées en différens temps de sa vie, et qui se renouveloient quelquefois lorsqu'il étoit long-temps dans une voiture rude. Mais nous n'avons pu trouver, ni dans les reins, ni dans la vessie, dans les uretères, ni dans l'urètre, non plus que dans les organes des conduits séminaux, aucune partie, aucun point qui fût maladif ou contre nature.

Les hommes de l'art, qui firent l'ouverture du cadavre, pensèrent que les stranguries avoient été occasionnées par un état spasmodique du col de la vessie et des parties environnantes : mais par quel agent ces spasmes avoient-ils été provoqués ?

On sait, dit l'auteur de cet article, M. le docteur Cullerier, que J.-J. Rousseau étoit très-nerveux, et très-susceptible d'éprouver des affections spasmodiques portées à un très haut degré par les impressions morales ; mais des contractions de cette espèce n'eussent été que momentanées, tandis qu'il les éprouvoit continuellement. Tout porte à croire que chez lui le stimulus agissoit presque constamment. Consistoit-il, ce stimulus, en une humeur dartreuse ? Rousseau n'en avoit jamais eu de marques extérieures. *Etoit-ce la transpiration, arrétée ou diminuée dans son excrétion, et répercutée ?* Quelques faits semblent favoriser cette opinion. Après avoir éprouvé l'impuissance des médicamens, je ne sais d'après quelles inductions Rousseau reconnut que l'exercice et le travail, en augmentant la transpiration, lui étoient très-favorables. Une lettre écrite en janvier 1764, nous instruit de ce fait... « Je n'ose vous parler de mon état, il contristeroit votre bon cœur. Je vous dirai seulement que je ne puis me procurer de nuits supportables qu'en fendant du bois tout le jour, malgré ma foiblesse, pour me maintenir dans une transpiration continuelle, dont la moindre suspension me fait cruellement souffrir. »

M. Cullerier, ainsi qu'il vient de le témoigner, ignoroit d'après quelles inductions J.-J. Rousseau reconnut que l'*exercice et le travail*, en augmentant la transpiration, lui étoient très-favorables. Je pense, moi, qu'à l'examen seul de l'état de sa peau, toujours sèche, Rousseau devoit regarder le défaut de transpiration comme la cause principale des divers accidens qu'il éprouva pendant la presque totalité de sa vie. Il n'est pas nécessaire d'être médecin, il ne faut qu'un esprit juste pour pouvoir décider certaines questions médicales.

Un homme bien moins éclairé que Rousseau m'écrivoit, il y a quelque temps : « Plus je consulte et moins j'espère voir la terminaison de ma cruelle maladie. Mon tempérament, me dit-on, est mélancolique, et je suis dans un état spasmodique constant. Lorsque je demande ce qu'on entend par état spasmodique, on divague, et l'on me prouve que cette expression tant usitée, et avec laquelle on s'imagine satisfaire la curiosité inquiète des malades, est absolument vide de sens. Je sais bien qu'il est impossible de tout expliquer en médecine ; mais ne s'éloigne-t-on pas de la vérité en créant des dénominations nombreuses, et en faisant autant de genres de maladies qu'il existe d'effets d'une même cause ? »

» J'ai commis, dans ma jeunesse des imprudences assez graves ; depuis certaines, surtout, je n'ai cessé de me trouver affoibli. La transpiration est presque nulle chez moi ; j'en juge par la sécheresse habituelle de ma peau. Comme il faut bien (du moins l'ai-je entendu dire quelquefois) qu'une évacuation soit remplacée par une autre, je suis souvent tourmenté par une diarrhée glaireuse ; et quoique cette évacuation augmente encore ma foiblesse, je la préfère à des maux de reins, et à la constipation qui la précèdent ou m'arrivent immédiatement après. Je suis bien convaincu, Monsieur, qu'au lieu d'attribuer ce que j'éprouve à l'affection spasmodique des reins, des intestins, on doit dire tout bonnement que le défaut de transpiration est la cause de tous mes maux. Ce qui me le confirme, c'est que pendant les grandes chaleurs de l'été, instans seuls où ma peau devient plus douce et plus humide, je me trouve vraiment heureux. Pendant tout ce temps, qui est souvent de courte durée, mes digestions sont parfaites, le sommeil est bon, mes selles ne sont aucunement glaireuses, et j'en obtiens tous les jours. »

On ne peut raisonnablement supposer (et M. Cullerier se rangera sans doute de cet avis) que Rousseau ait été long-temps à s'apercevoir que l'excrétion de la transpiration étoit pour lui de la plus haute importance; seulement il n'a dû avoir recours à des moyens extraordinaires pour la provoquer, qu'après s'être soumis long-temps et sans succès aux préceptes des nombreux médecins qu'il consulta.

Cet homme célèbre fut donc incontestablement une victime du peu de progrès qu'avoit fait jusqu'à lui le bel art d'Hippocrate. Doit-on s'étonner actuellement s'il parla avec tant d'humeur de ceux qui, de son temps, l'exerçoient? S'il vivoit encore, il changeroit bien de langage; il verroit que les hommes qui leur ont succédé dans la carrière sont plus instruits que jamais; qu'un même esprit les anime, et que leur desir le plus ardent est d'agrandir le domaine de la médecine; qu'ils accueillent avec empressement et sans aucune prévention les découvertes nouvelles, qu'ils honorent les inventeurs, et même les recommandent à la reconnoissance de leurs concitoyens et à la munificence du gouvernement, toujours disposé à récompenser les hommes utiles qui lui sont signalés.

Tels sont les faits dont j'ai dû m'étayer pour combattre des objections auxquelles cet ouvrage a donné lieu. C'est aux savans qui me liront, à juger jusqu'à quel point elles étoient fondées.

Avis aux personnes qui consultent par écrit.

Des circonstances indispensables à connoître se trouvant souvent omises dans les mémoires à consulter qu'écrivent eux-mêmes les malades, j'ai cru devoir placer ici une série de questions auxquelles il est important de répondre.

Quelle est la profession du consultant, son âge, son sexe, la couleur de ses cheveux, de son teint et de ses yeux? (La réponse à cette question contribue beaucoup à faire connoître la nature du tempérament.)

Est-il né de parens sains?

A-t-il de l'embonpoint?

A-t-il eu dans son enfance du mal sur quelque partie de la tête, et, depuis, quelque affection cutanée (maladie de la peau) qui ait disparu sans qu'il ait suivi aucun traitement analogue?

A-t-il eu quelquefois des écoulemens qui se sont supprimés d'eux-mêmes ou à l'aide des astringens?

L'air du pays qu'il habite passe-t-il pour être sain?

De quelle source tire-t-on l'eau qu'il boit tous les jours?

Depuis combien de temps existe la maladie? comment a-t-elle commencé? quels sont les remèdes qui ont été employés pour la combattre? A-t-on craché du sang?

N'a-t-on jamais eu des chagrins vifs? ne s'est-on point livré avec trop d'assiduité à l'étude ou à des excès? a-t-on éprouvé quelque frayeur?

La peau est-elle douce au toucher, sèche ou aride?

Sue-t-on facilement?

Les urines sont-elles abondantes, claires ou épaisses et colorées?

Les selles sont-elles fréquentes ou très-rares? qu'y remarque-t-on?

N'éprouve-t-on jamais de douleur ou une pesanteur à l'endroit appelé la fosse de l'estomac? Le bas-ventre est-il engorgé?

Les digestions sont-elles lentes ou faciles?

Quels sont les mets dont on fait le plus usage et qui se digèrent le mieux?

Les boissons acides, comme cidre, limonade, etc. ne fatiguent-elles point le malade?

Est-on sujet à des coliques ou d'estomac ou des intestins, à des douleurs de reins ou des articulations?

La marche est-elle aisée ?

La respiration est-elle libre ?

Le sommeil est-il tranquille ?

A-t-on été émétisé ou saigné ?

Porte-t-on un cautère dans le moment où l'on écrit, et depuis combien de temps ?

On n'oubliera point non plus de parler de ses affections morales.

Les femmes qui ont des fleurs blanches depuis long-temps doivent faire mention des divers moyens auxquels elles ont eu recours pour les supprimer, surtout si elles se sont servies de quelque injection.

Tableau que doivent consulter les personnes qui ont à se plaindre des Glaires.

Je crois utile d'indiquer ici les alimens qui conviennent aux personnes glaireuses, comme ceux qu'elles peuvent quelquefois se permettre, ou dont elles doivent entièrement s'abstenir. J'appellerai les premiers, *alimens convenables*; les seconds, *alimens d'indulgence*, et les derniers, *alimens nuisibles*. J'observe néanmoins que leur choix est subordonné à la nature de l'air, à celle du tempérament et à la gravité des accidens :

par exemple, lorsque la maladie est légère
et qu'on habite un climat dont l'air est vif,
on est bien moins obligé de se priver de
certains mets, que lorsque l'estomac est surchargé de glaires, et que l'on vit dans un
pays dont l'air est très-humide.

Alimens convenables.

Le bœuf, *bouilli ou rôti.*	La poularde.
	Le poulet.
Le mouton, *bouilli, rôti, ou grillé.*	Le dindonneau.
	Le pigeon.

Ces quatre sortes de volailles doivent se manger de
la même manière.

Les perdrix rouge et grise.	Le pluvier.
	Le tourtereau.
La caille.	Le ramereau.
La bécasse.	Le râle d'eau.
La bécassine.	Le râle de genêt.
Le merle.	La sole.
La grive.	La limande.
La mauviette, *et tous les petits oiseaux gras.*	La perche *.
	Le brochet *.

* Grillés ou cuits au vin blanc avec sauce au beurre
frais ou à l'huile; ménager le vinaigre.

Le barbillon.

Le carrelet.

Le merlan.

Le turbot.

La flay.

Le guignard ; *en un mot, tous les poissons qui passent pour très-légers.*

Les œufs mous.

Les asperges.

Les carottes frites au beurre frais.

Le beurre frais pour les déjeûners.

Les artichauts.

Les oignons blancs.

Le céleri.

Le cresson.

La chicorée sauvage.

Les raisins de toute espèce.

Le bon vin blanc ou rouge.

Le chocolat.

Le sirop de capillaire.

Alimens d'indulgence.

Le chevreuil.

Le sanglier.

Le marcassin.

L'outarde.

Le canard sauvage.

La sarcelle.

La poule d'eau.

La morue blanche.

La raie.

La carpe, en petite quantité.

Le daim.

La vive.

Le rouget *ou* grondin.

Le mulet.

Les lentilles.

Les limaçons.

Les fèves.

Le scorsonère.

Les panais.

Les champignons.

Les confitures *ou* mar-

La truite, en petite quantité.

Le saumon, *idem.*

L'alose.

Le cabillaud.

La crevette ou salicot.

Ce poisson arrive tout cuit à Paris.

L'éperlan.

melades d'abricots, de prunes de reine-claude et de poires de rousselet.

La gelée de pommes de Rouen.

Les prunes de moyen de Bourgogne.

Alimens nuisibles.

Les ragoûts de toute espèce.

Le veau.

L'agneau.

Le porc.

Les ris de veau.

Les pieds de mouton et de veau.

Le gras double.

Les crêtes de coq.

Le lait.

L'anguille.

Le cochon de lait.

Le chevreau et toute espèce de charcuterie.

Le palais de bœuf.

Le hareng saur.

Les moules.

Le homard ou écrevisse de mer.

Les farineux, comme pois, fèves de marais, haricots, etc.

EXPLICATION (1)

De quelques-uns des termes techniques dont j'ai eu besoin de me servir dans le cours de cet ouvrage, et qu'il est essentiel de connoître pour l'intelligence du sujet que j'ai traité.

ATONIE; *sans force, sans ressorts.*

Conduits excréteurs ou excrétoires. Ce sont ceux qui donnent issue aux sucs, aux liqueurs, aux humeurs séparées de la masse du sang dans les glandes et les différens couloirs du corps. On les distingue des vaisseaux sécrétoires, en ce que ceux-ci séparent et filtrent les humeurs de la masse du sang, au lieu que les excrétoires les reçoivent après qu'elles ont été filtrées, et ensuite les vident et les déchargent.

Catalepsie. C'est une affection soporeuse; dans cette maladie, on conserve l'attitude où l'on se trouvoit lorsqu'on est entré dans cet état; semblable à une statue, le catalep-

---

(1) Cette explication n'est utile que pour ceux qui ne possèdent point le Dictionnaire de Médecine.

tique demeure les yeux ouverts, mais il ne voit point, il ne sent rien, il n'entend point, et ne fait aucun mouvement ; mais quand on le pousse, il se meut, fait un pas ou deux, et reste dans la situation où il se trouve. Si l'on remue ses bras, ses jambes, il les tient roides dans l'attitude qu'on leur donne ; son regard est fixe ; la respiration, quoique libre, est lente ; son pouls est plein. Cette maladie n'est pas fréquente, elle attaque principalement les mélancoliques.

Cardialgie, douleur violente qu'on sent à l'orifice supérieur (région qu'on nomme vulgairement la fourchette ou le creux de l'estomac), accompagnée de défaillances, de palpitations de cœur, de sueurs froides, et d'inquiétudes si grandes, qu'on sent à chaque instant le besoin de changer de place.

Déglutition, action par laquelle on avale les alimens.

Hémoptysie, crachement de sang causé par la rupture ou l'érosion de quelques vaisseaux du poumon, ordinairement accompagné de toux.

Le rectum. C'est le nom du dernier de tous les intestins ; c'est lui qui, en se terminant, forme ce qu'on appelle l'anus.

Manie, délire perpétuel et furieux sans fièvre.

Métastase. On entend par cette expression le changement d'une maladie en une autre qui lui succède immédiatement. Ce changement se fait par le transport de la matière morbifique, dans un autre endroit que celui qui étoit le foyer de la maladie.

Phthisie. Ce terme signifie en général toute sorte de maigreur et de consomption du corps.

Purgatifs hydragogues, purgatifs qu'on emploie dans l'hydropisie pour purger les eaux ou sérosités.

Scrotum, enveloppe cutanée, ou la peau qui renferme les testicules, et qu'on appelle vulgairement bourses.

Spasme, est la même chose que convulsion.

Strangurie, évacuation d'urine qui se fait goutte à goutte, avec ardeur, douleur, et de grands efforts.

Vaisseaux utérins, ceux qui se distribuent à la matrice.

F I N.

TABLE

DES MATIÈRES.

FIN DE LA TABLE.

DE L'IMPRIMERIE DE DEMONVILLE, RUE CHRISTINE, N°. 2.